Gestos de cuidado, gestos de amor

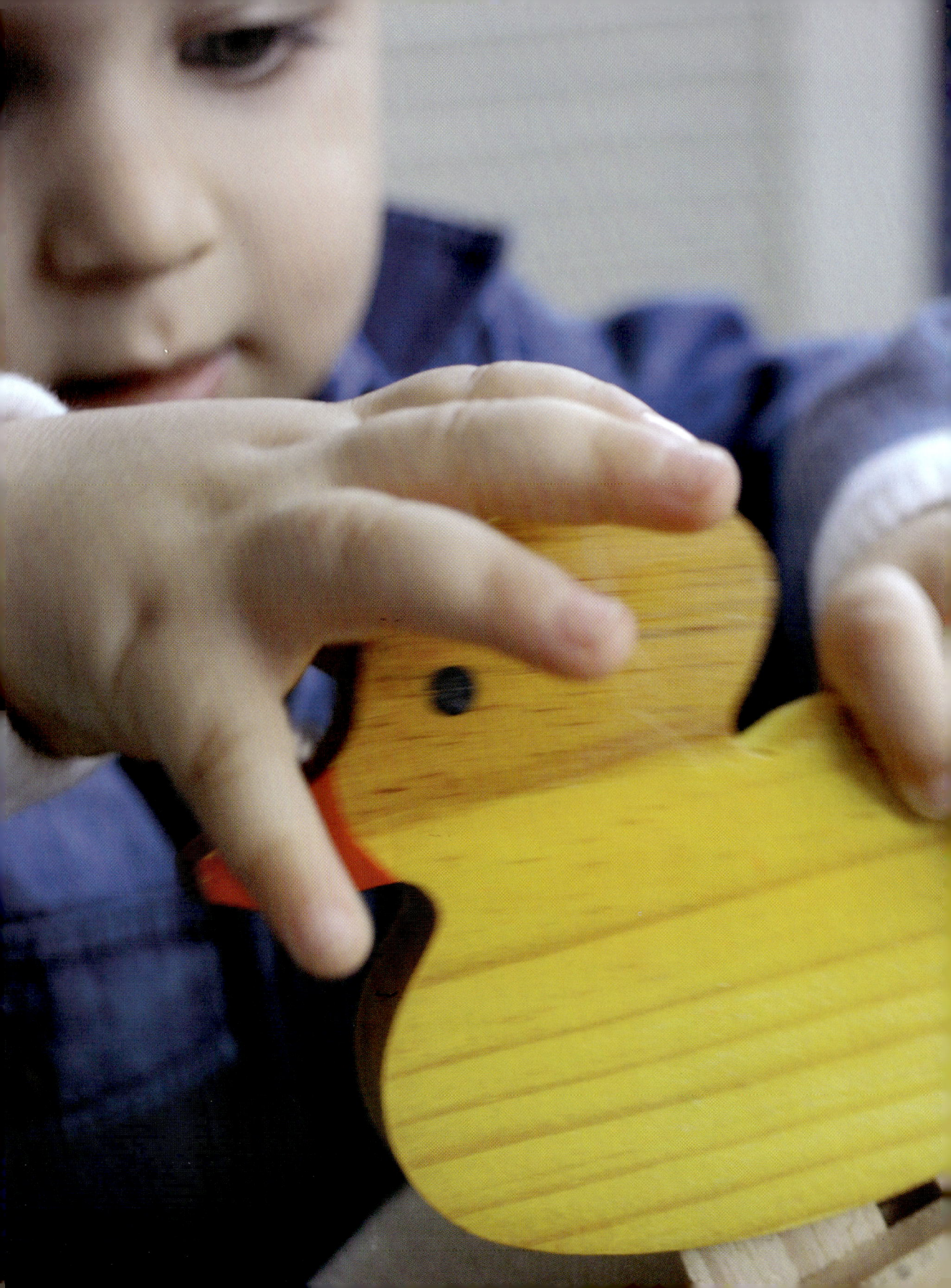

André Trindade

Gestos de cuidado, gestos de amor

Orientações sobre o desenvolvimento do bebê

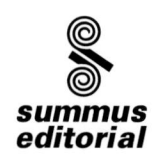

summus
editorial

Dados Internacionais de Catalogação na Publicação (CIP)
(Câmara Brasileira do Livro, SP, Brasil)

Trindade, André
Gestos de cuidado, gestos de amor: orientações sobre o
desenvolvimento do bebê / André Trindade. 3 ed. São Paulo :
Summus, 2016.

   Bibliografia
   ISBN 978-85-323-0378-3

   1. Bebês 2. Crianças – Desenvolvimento 3. Psicologia infantil
I. Título.

07-7216

Índices para catálogo sistemático:

1. Comportamento infantil: Psicologia 155.4
2. Crianças até 5 anos: Desenvolvimento: Psicologia infantil 155.4
3. Psicologia infantil 155.4

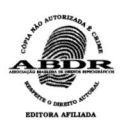

• Para Silvia

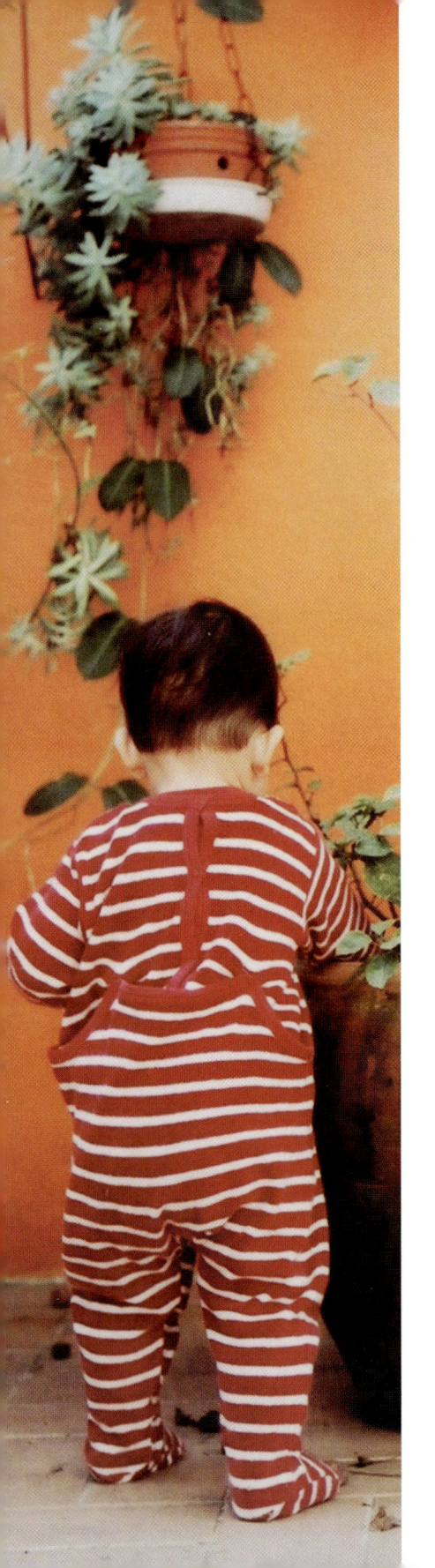

Editora executiva: **Soraia Bini Cury**
Assistentes editoriais: **Bibiana Leme e Martha Lopes**
Capa e projeto gráfico: **Alberto Mateus**
Edição de arte e diagramação: **Crayon Editorial**
Fotografias: **Lucia Mindlin Loeb**
Ilustrações: **Alexandre Jubran e Godelieve Denys-Struyf**
Assistente de pesquisa: **Christina Ribeiro**
Assistente de produção: **Raquel Miriane Ferreira**

Summus Editorial
Departamento editorial:
Rua Itapicuru, 613 – 7º andar
05006-000 – São Paulo – SP
Fone: (11) 3872-3322
Fax: (11) 3872-7476
http://www.summus.com.br
e-mail: summus@summus.com.br

Atendimento ao consumidor:
Summus Editorial
Fone: (11) 3865-9890

Vendas por atacado:
Fone: (11) 3873-8638
Fax: (11) 3873-7085
e-mail: vendas@summus.com.br
Impresso no Brasil

SUMÁRIO

O CORPO FALA?

O LIVRO DE ANDRÉ TRINDADE chega às livrarias a fim de socializar anos de experiências, vivências, pesquisas e observações decorrentes da crença de que o gesto humano tem um sentido, uma intencionalidade, que precisa ser traduzido e compreendido por adultos que convivem com bebês e crianças, para seu pleno bem-estar.

A obra reflete o trabalho desenvolvido pelo autor, tanto em creches e escolas, particulares e públicas, quanto em consultório e em entidades assistenciais, o que amplia a abordagem do livro e atende às necessidades de pais, professores e cuidadores de bebês e crianças do nascimento aos 3 anos. A leitura prioriza o desenvolvimento motor e mental nessa faixa etária, sem o uso de tabelas e gráficos convencionais, mostrando que é possível um outro enfoque: o da relação afetiva, que constrói vínculos capazes de proporcionar ao bebê um crescimento saudável, respeitando seu ritmo pessoal de desenvolvimento.

Em uma linguagem objetiva, de fácil compreensão e com muitos exemplos, o autor mostra ao público que é possível equilibrar essa relação, na qual adultos e crianças interagem e aprendem a se escutar, olhar-se, sentir o que o outro tem a expressar e a comunicar na linguagem corporal. Essa construção é feita no contato dos corpos, dos olhos, da pele, da espera afetiva de "um tempo" para que o adulto cuidador possa se sintonizar com as necessidades, os desejos e as faltas do bebê – caminhos amorosos de aprendizagens.

Como educadora e pesquisadora da infância, conheci o trabalho de André Trindade em 1996, o que me causou grande impacto pela sensibilidade de seu olhar afetivo sobre o corpo humano, por sua visão de que o corpo é um veículo de expressão e comunicação, por sua presença por inteiro no trabalho com crianças e educadores que acompanhei: corpo e alma em conexão, produzindo conhecimento e autoconhecimento, espelhando a identidade de cada um.

Além da relação afetiva, o mergulho sobre as fases evolutivas do desenvolvimento motor da criança, fruto de seus estudos com Godelieve Denys-Struyf, Marie-Madeleine Béziers e Yva Hunsinger (referências teóricas básicas no livro), mostra que "o corpo fala". A linguagem do movimento precisa ser compreendida por pais, professores, babás, recreacionistas, assistentes sociais, enfermeiras, pediatras, enfim, por cuidadores da infância.

Ao ler o livro de André Trindade, recordo-me das palavras de **Madalena Freire: "Aprender é superar modelos, recriando-os e, ao mesmo tempo, construindo o próprio"**. *Gestos de cuidado, gestos de amor* proporciona aos pais, professores e cuidadores em geral instrumentos básicos para a construção de referenciais pessoais a fim de que lidem com bebês e crianças, favorecendo um desenvolvimento saudável e amoroso.

Vale a pena destacar que o autor aponta a importância do brincar no fortalecimento do vínculo entre o bebê e seu cuidador. O brincar é um caminho genuíno de aprendizagem na primeira infância, capaz de criar situações de encantamento, estranhamento e proximidade de contato entre o adulto e a criança. O livro aborda com originalidade as brincadeiras corporais e a intencionalidade dos gestos como fontes de conhecimento, imaginação e fortalecimento de vínculos afetivos.

O cuidar com afeto e sensibilidade requer uma busca constante de novas reflexões. O livro traz "dicas" a fim de ajudar o adulto responsável pelo bebê a superar suas dificuldades cotidianas e a ampliar seu olhar diante de eventuais sentimentos de "não saber" lidar com determinadas reações do bebê. Muitos exemplos e ilustrações completam o texto, que auxilia o adulto a apresentar o mundo à criança, transformando-se em um cuidador mais sensível.

A leitura atenta das palavras de André Trindade pode se transformar em uma referência básica para todos os que lidam com a primeira infância; um livro de cabeceira que, de fato, trará benefícios à criança, conduzindo a uma vida saudável, na qual corpo e mente possam se conectar em situações de acolhimento, limites e desafios.

O convite à descoberta está feito. Com certeza, o leitor encontrará respostas nas páginas seguintes que muito o ajudarão na desafiadora tarefa de educar e cuidar por inteiro de bebês e crianças de até 3 anos. A presente obra muito tem a contribuir para essa missão.

MARIA ALICE DE REZENDE PROENÇA
*Mestre em Didática pela Faculdade de Educação da
Universidade de São Paulo (Feusp) e historiadora*

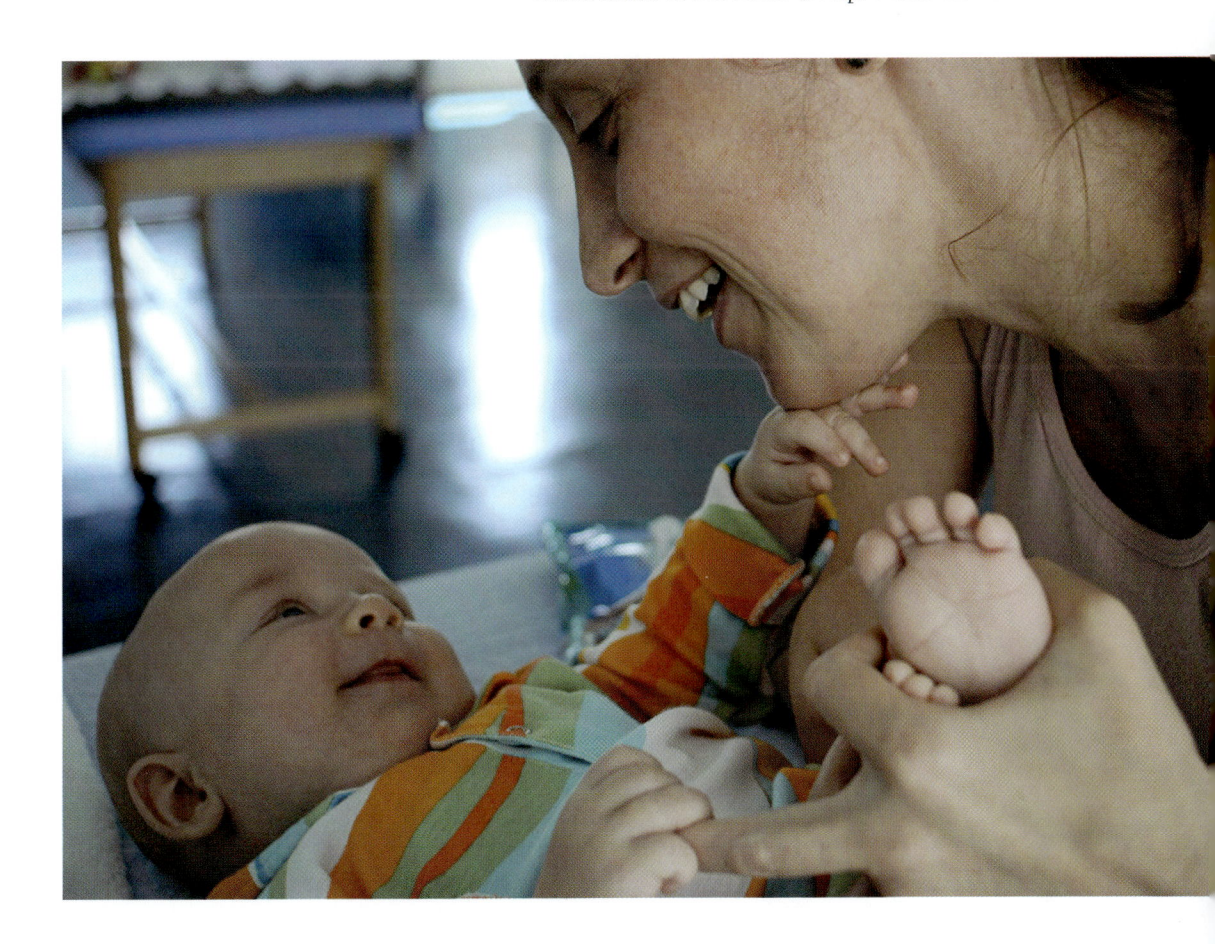

UM POUCO DE HISTÓRIA PARA CONTAR

CONTINUIDADE, COERÊNCIA E PERMANÊNCIA parecem formar a base sólida do desenvolvimento inicial do indivíduo.

No ano de 1989, concluí minha formação no centro de Cadeias Musculares e Articulares G.D.S.[1] em Bruxelas, Bélgica. Ao longo de quatro anos, participei de estágios oferecidos a estrangeiros interessados no método. Nosso grupo era formado por médicos, fisioterapeutas, terapeutas corporais, psicólogos e profissionais de diversas áreas e de vários países. Todos tínhamos em comum o desejo de compreender o movimento humano em sua complexa dimensão mecânica e comportamental.

Encontrávamo-nos três vezes por ano, em estágios que duravam cerca de uma semana cada um. Eu vivia no Brasil, cursava a faculdade de Psicologia e já me interessava pelo trabalho com crianças.

Cada estágio na Bélgica representava um verdadeiro "mergulho" neste tema que se tornou central em minha vida profissional: o conhecimento do corpo e da dimensão expressiva da postura. Antes disso, porém, ao prestar vestibular, eu havia hesitado entre a faculdade de Fisioterapia e a de Psicologia. Sabia que qualquer escolha acadêmica implicaria uma busca por informações complementares para atingir meu objetivo de integrar corpo e mente em um trabalho terapêutico.

Os estágios na Bélgica cumpriram essa função: estudávamos profundamente a ação dos músculos, das articulações, da estrutura óssea e ao mesmo tempo o comportamento expresso por meio dos gestos e das posturas.

---

1   O método de Cadeias Musculares e Articulares G.D.S. foi concebido e elaborado nos anos 1960 por Godelieve Denys-Struyf. Dentro do quadro da fisioterapia e da psicomotricidade, trata da abordagem corporal com base no estudo das posturas e dos gestos e utiliza diversas técnicas terapêuticas.

Tive sorte de contar com excelentes professores, entre eles Godelieve Denys-Struyf, criadora do método.

Nesse mesmo ano de 1989, o interesse pela psicomotricidade me levou a conhecer Marie-Madeleine Béziers[2], autora do livro *A coordenação motora*. Iniciou-se uma nova fase de estudos.

Meus encontros com madame Béziers ocorreram em Paris, por doze anos consecutivos, nos meses de janeiro ou fevereiro, quando eu estava em férias das atividades do consultório. Chegava a ficar por um mês em Paris, e a cada dia nos encontrávamos por cerca de duas horas. Iniciávamos nosso estudo diário com uma sessão de trabalho sobre meu próprio corpo, já que seu método se aplica tanto a bebês quanto a crianças e adultos. Ela me deu a oportunidade de ter sua mão e seu olhar orientando meus gestos e minha postura. Em seguida ao tratamento, partíamos para leituras de textos e discussões de vídeos de tratamentos de bebês. Depois de alguns anos, era eu quem levava os vídeos dos tratamentos que realizava no Brasil para nossas discussões. Muitas vezes, Yva Hunsinger, sua irmã e também autora do livro *O bebê e a coordenação motora*, participava de nossas discussões. Embora tenha sido um período de trocas e crescimento profissional, toda vez que eu voltava ao Brasil carregado de informações, sentia falta de poder aplicar tudo que havia aprendido.

Assim, em 1991, decidi oferecer meus serviços a uma instituição pública de amparo à infância na cidade de São Paulo, a Fundação Estadual do Bem-Estar do Menor (Febem), unidade Sampaio Viana, hoje extinta.

Por meio do sistema de voluntariado, ingressei no Movimento de Apoio à Integração Social (Mais), organização pioneira em atendimentos voluntários ligada à Febem. Convidei Presciliana Straube de Araújo, fisioterapeuta com

---

2   O método da coordenação motora foi criado por Suzanne Piret e Marie-Madeleine Béziers entre os anos de 1950, quando iniciaram os estudos sobre a reeducação de escolioses, e 1971, data da publicação do livro *A coordenação motora* na Europa. Trata-se de um estudo profundo do movimento e da organização psicomotora do homem. Desde 1956, as autoras contaram com a colaboração de Yva Hunsinger, que, juntamente com M.-M. Béziers, é autora do livro *O bebê e a coordenação motora*, no qual se baseiam muitos dos conceitos da presente obra.

experiência em atendimentos de crianças com distúrbios neurológicos, para se juntar a mim.

Trabalhamos por quase dois anos, atendendo bebês com os mais variados distúrbios. O que todos tinham em comum era a experiência de descontinuidade, incoerência e impermanência.

Tudo era fragmentado e interrompido na vivência dessas crianças, a começar pela condição de afastamento dos pais, a inconstância ou a impossibilidade de visitá-los. Muitas vezes, as crianças eram afastadas dos pais por conta da instabilidade emocional e mental destes. Os cuidadores, embora tivessem extrema boa vontade, eram poucos e, nas trocas de seus turnos, não chegavam a estabelecer vínculos significativos com as crianças. A criança nunca sabia quem encontraria no próximo turno.

A organização do espaço era caótica. As crianças dormiam cada dia em um berço diferente, vestiam roupas umas das outras, o ambiente era barulhento e a agitação pairava no ar.

Foi um período de muito aprendizado e ao mesmo tempo bastante difícil pelos limites de possibilidades de atuação. O trabalho restringiu-se ao atendimento das necessidades individuais de alguns bebês. Pudemos interferir pouco na organização da rotina das crianças, em seu ambiente e no fortalecimento do vínculo afetivo entre elas e seus cuidadores.

Hoje, colaboro com creches públicas da cidade de São Paulo e estou desenvolvendo projetos de humanização dos cuidados na primeira infância. A situação é diferente daquela que encontrei no passado, pois, nos projetos atuais, tenho como principal objetivo o trabalho com o professor de creche, informando-o e sensibilizando-o sobre muitos dos temas tratados aqui.

Ao longo dos anos, mantive os atendimentos aos bebês em meu consultório particular. Nesses atendimentos, trato das dificuldades encontradas por bebês e suas mães no curso de seu desenvolvimento inicial: dificuldades motoras, de coordenação, de sono, de alimentação, bem como questões ligadas ao relacionamento da dupla mãe–bebê, são os temas mais comuns no consultório.

O desenvolvimento da criança se dá em um fluxo natural de evolução e crescimento. Cada conquista no plano físico (sentar, engatinhar, andar, entre outras) corresponde a uma conquista no plano comportamental.

Quando uma interrupção ocorre nesse fluxo, cabe a nós cuidadores procurar entender quais são as necessidades e as dificuldades vividas pela criança. Nosso papel será o de ajudá-la nas difíceis passagens entre uma etapa e outra.

Os procedimentos terapêuticos envolvem invariavelmente a mãe e o bebê.

Por um lado, a intervenção sobre o corpo do bebê se dá por meio da reorganização corporal. O tratamento utiliza-se do toque preciso e de algumas massagens dirigidas sobre a pele para restaurar a coordenação e o movimento saudável da criança.

Em relação à mãe, a ação terapêutica consiste no acolhimento de suas dúvidas e possíveis angústias diante das dificuldades. É preciso transmitir a ela informações capazes de assegurá-la, tranqüilizá-la e, ao mesmo tempo, orientá-la nos gestos diários de cuidados com seu bebê.

Freqüentemente, surpreende-me a rapidez com que os problemas se "desconstroem" e a vida retoma seu fluxo natural de evolução, após essas intervenções.

Fora os casos realmente graves, que precisam de acompanhamento prolongado, o trabalho com bebês tem resultado em poucas sessões.

Não se trata de oferecer "soluções milagrosas", mas o fato é que a força da vida é tão intensa nesse período que a intervenção terapêutica – muitas vezes educativa para os pais – é rapidamente absorvida.

A participação dos adultos, incluindo a mãe, o pai e os cuidadores, é fundamental nesse processo. Ao tomarmos consciência das necessidades e das motivações que envolvem cada criança, temos mais chances de permitir que o fluxo do desenvolvimento se realize, oferecendo a ela um mundo rico em desafios e, simultaneamente, acolhendo-a em seus momentos de dificuldades.

André Trindade

Foi o que me motivou a escrever este livro: orientar pais e cuidadores para os **gestos de cuidado e de amor** capazes de colaborar no desenvolvimento de suas crianças.

Parti de minha experiência clínica para reunir informações que possam ser úteis a pais e cuidadores. Contudo, cada situação vivida pela criança e seus pais é única. As respostas e as soluções para os diferentes problemas serão encontradas dentro do coração do adulto no momento exato da ação.

Criar um bebê é relacionar-se com ele. A espontaneidade faz parte dessa experiência.

Nesse sentido, este livro não pretende ditar regras de relacionamento. A verdade é que **cada um, cada família e cada comunidade têm sua maneira de relacionar-se com seus bebês; contudo, em nossa vida contemporânea, muitas vezes nos encontramos distantes das reais necessidades infantis.** Em vez de tolher ou inibir qualquer gesto de relação, de cuidado e de amor, a intenção aqui é ampliar a consciência sobre esses gestos e promover um repertório mais rico de ações com a criança, bem como a liberdade de escolha para os pais.

I • UM OLHAR SOBRE O BEBÊ

No primeiro bloco, discutiremos o lugar do bebê:
um ser único, que participa da vida ao seu redor.
Trataremos das descobertas sobre o cérebro,
da relação entre herança genética e os potenciais
desenvolvidos com base na experiência,
do papel da estimulação e do respeito
pelo ritmo individual.

OS CAMINHOS DO CORPO

Alguns bebês colocam a mãe em um estado de desabrochar; outros, em um estado de dificuldade. Em nossa sociedade, a maternidade é idealizada. Quem não fantasia que vai ser tudo lindo, que a gravidez é sempre o melhor momento da mulher e que, depois do parto, essa mulher plena estará pronta e preparada para lidar com seu bebê?

Sem dúvida, a maternidade pode ser realmente uma possibilidade de alcançar um nível amoroso muito especial, inigualável. Mas há uma falsa idéia de que esse processo, vivido intuitivamente por muitas mulheres, não necessita de preparação, ou de que será igual para toda mãe e para cada filho que ela vier a ter. Todo recém-nascido tem uma "recém-mãe", seja ele o primeiro, o segundo ou o quinto filho.

Ser mãe se aprende e, como todo aprendizado, implica superar algumas dificuldades. A primeira febre – "aquela que a gente nunca esquece" –, as noites em claro, o bebê que não mama direito enquanto o irmão era um "bezerrão" para mamar.

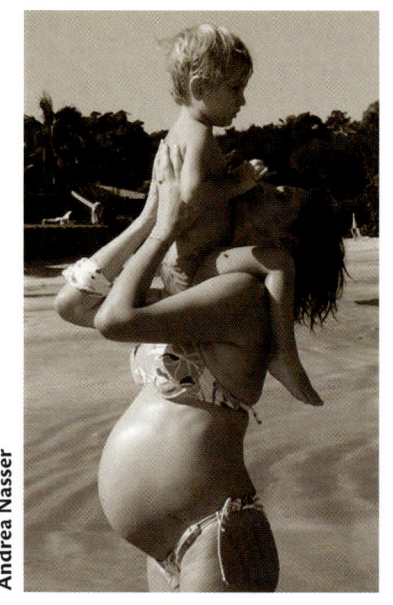

Andréa Nasser

O aprendizado traz um somatório de experiências para a mãe. Esse somatório servirá para o segundo filho, porém cada experiência será única. A cada filho se apresentarão, sob diferentes formas, novas delícias e novos desafios.

Para ambos os tipos de momentos, os difíceis e os deliciosos, este livro mostrará algumas direções: as do corpo e seus movimentos, dos gestos e seus significados, incluindo aí tanto os gestos de cuidado e de amor por parte dos adultos quanto os gestos expressivos do bebê, que necessitam de respostas assertivas.

Como compreender e atender esse pequeno ser que fala uma língua própria? Pela linguagem do corpo encontraremos alguns caminhos de comunicação que podem ser aprendidos por nós adultos.

São os caminhos do colo e do aconchego na relação humana, respeitando os princípios de enrolamento e agrupamento necessários ao bem-estar do bebê e à troca afetiva. São também os caminhos do ambiente favorável a seu desenvolvimento.

Como ambiente, trataremos do espaço físico – o quarto, o berço, a preparação do banho, da mamada e os objetos. É desse entorno que o bebê vai tirar informações preciosas sobre o funcionamento do mundo e sobre si mesmo.

Entretanto, trataremos também do olhar e da presença humana como uma forma de ambiente. O olhar de acolhimento ou aquele de con-

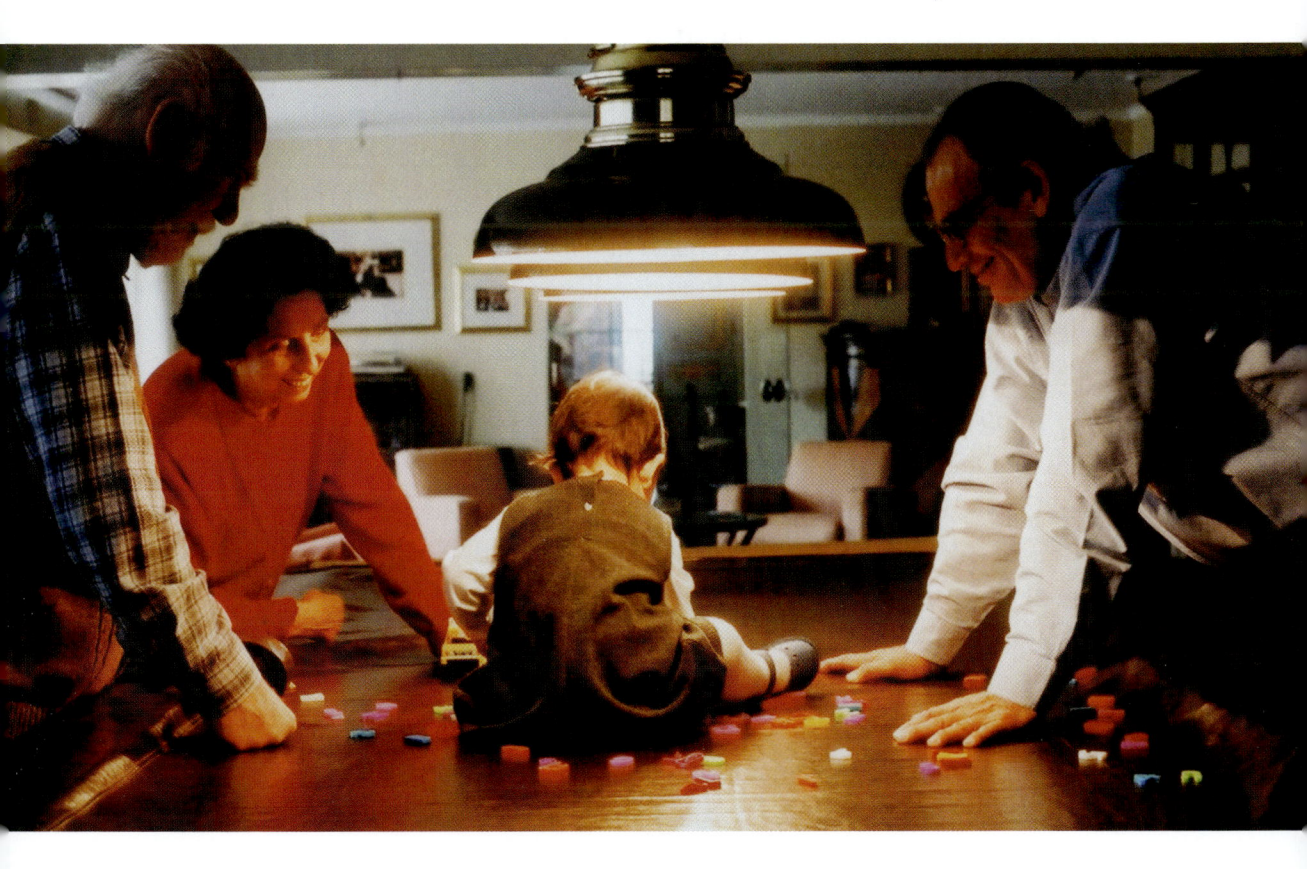

sentimento, capaz de encorajar o bebê a explorar os objetos e o espaço, lançando-o na experiência do mundo e permitindo que ele desenvolva sua inteligência e personalidade por meio do vínculo criado com o adulto e o ambiente.

Este é o grande prazer da mãe (ou do cuidador): ver o bebê crescer com autonomia, apoiando-se em uma base sólida e estruturada.

É o prazer de vencer os desafios, de conseguir acalmar o bebê inquieto, ajudá-lo a sugar com a força adequada durante a mamada, vê-lo sentar-se, engatinhar ou dormir um sono tranqüilo.

A QUALIDADE DO DESENVOLVIMENTO

Muitos estudos e publicações sobre o bebê e seu corpo referem-se à observação e descrição das etapas do desenvolvimento psicomotor. É muito comum encontrarmos tabelas e mais tabelas relacionando a idade do bebê às suas habilidades motoras. Essa observação quantitativa é um instrumento importante para os médicos e os profissionais ligados à saúde da criança. São eles que devem estar atentos aos comportamentos que fogem do desenvolvimento dito normal da criança.

A intenção desta obra, porém, é estabelecer e afinar alguns parâmetros de avaliação qualitativa dos gestos do bebê, pois importa mais **como** ele realiza seus gestos do que **quando**. Será que o bebê está conseguindo engatinhar e levantar-se com qualidade? E seus primeiros passos? Será esta a maneira correta de segurar suas mãos durante o caminhar?

É claro que a mãe (assim como o cuidador), por seu extremo envolvimento amoroso com o bebê, perde de tempos em tempos o distanciamento necessário para avaliar se tudo está correndo bem com seu filho. Nessas horas, ela olha para o lado em busca de informações sobre o que está acontecendo com outras crianças da mesma faixa etária. Aí talvez as tabelas possam acalmá-la. Ainda assim é preciso tomar cuidado para não colocar a criança "correndo atrás" de padrões.

De qualquer forma, abordarei os movimentos importantes do desenvolvimento, como enrolar-se, rolar, torcer-se, sentar-se, pegar, agarrar, arrastar-se, levantar-se etc. Todos esses movimentos serão contextualizados com a idade dos bebês.

O CONTEXTO HISTÓRICO

É CERTO QUE O BEBÊ vai se perceber e tomar consciência de si de acordo com a maneira como olhamos para ele. Há uma espécie de espelhamento: "**Eu me enxergo nos seus olhos, e a maneira como você me vê e o que você diz sobre mim me ajudam a construir a imagem de mim mesmo**". Por isso, é importante que estejamos abertos a enxergar no bebê aquilo que ele realmente é!

Suas motivações, suas escolhas e seus desejos começarão a aparecer pouco a pouco. Vamos percebendo preferências e temperamentos. Devemos tomar muito cuidado para deixar que sua personalidade se desenvolva.

Recentemente, tenho escutado em meu consultório considerações sobre os "novos bebês". É como se uma nova geração de crianças estivesse surgindo: mais inteligentes, mais perceptivas, sensíveis, capazes de aprender mais rápido. Sem dúvida, trata-se de uma transformação, porém acredito que isso se dê pelo novo olhar que se estabeleceu para essa etapa da existência humana.

Podemos dizer que os bebês continuam os mesmos (bebês humanos), mas a visão que tínhamos sobre eles mudou radicalmente.

Há pouco mais de trinta anos, era difícil para o pensamento médico e científico imaginar o bebê como um ser ativo, capaz de agir sobre o meio, perceber e comunicar seu estado interior e participar da vida a seu redor.

As informações trazidas pelos avanços tecnológicos e da neurociência das últimas décadas mudaram completamente a concepção que se tinha dos recém-nas-

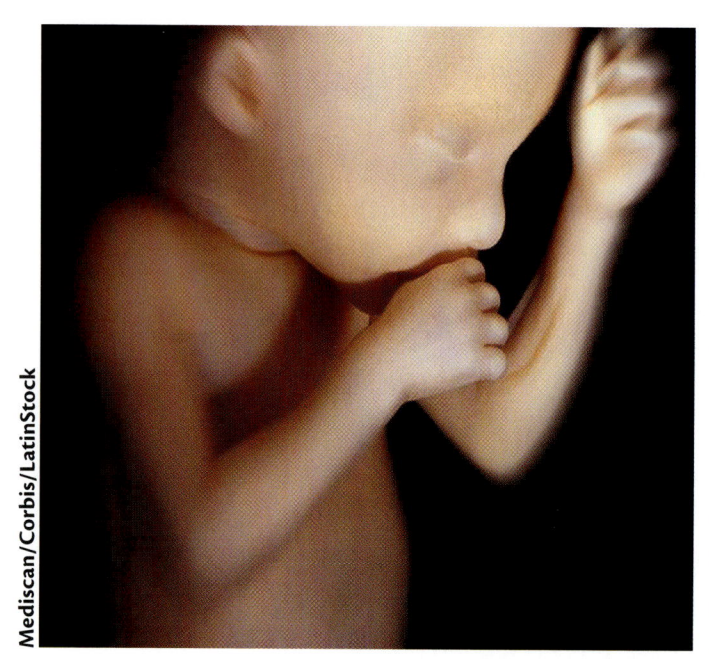

Mediscan/Corbis/LatinStock

cidos: é a "revolução dos bebês", como chama a pediatra neonatologista Iole da Cunha (2001). Atualmente, podemos acompanhar e compreender melhor o desenvolvimento dos bebês desde a vida intra-uterina, com exames não invasivos como o ultrasom, a ressonância magnética e o PET SCAN[1].

Surge, assim, uma quantidade enorme de informações sobre o feto: quando começa a se mover, quando está apto a perceber sons, sentir cheiros e sabores, quando começa a sugar, que tipo de atividade cerebral ocorre no início de sua vida e mesmo detalhes de seus traços e expressões faciais.

Esse conhecimento afetou a idéia que as pessoas tinham do bebê e, com isso, certamente afetou o próprio bebê.

Além disso, a possibilidade de garantir a sobrevivência de prematuros extremos trouxe a oportunidade de observar esses pequeníssimos seres. Hoje, um prematuro é capaz de sobreviver a partir de 24 semanas de gestação.

Essa observação mostrou que, ao contrário do que se acreditava, esses bebês já possuem alta capacidade de ação, interação e comunicação. O que dizer então do bebê nascido a termo?

Sabemos hoje que um bebê intubado em uma incubadora é capaz de sentir emoções e perceber afetos. Aqueles que recebem o contato físico

---

1   PET SCAN é um exame de tomografia por emissão de pósitrons (PET). Utilizado principalmente para fins de diagnóstico, também tem oferecido novas idéias sobre como o cérebro normal se desenvolve e funciona.

de seus pais e cuidadores têm mais, e melhores, chances de desenvolvimento e sobrevida.

Essa informação faz cair por terra aquela idéia de que carinho e colo são mimos que podem "estragar" ou "mal-acostumar" o bebê.

Nessa situação extrema, em que a vida corre perigo, podemos olhar o contato afetuoso e a presença amorosa como um bálsamo, um verdadeiro remédio, fonte de nutrição e motor da vida.

Outra experiência interessante sobre os benefícios do contato físico afetuoso entre bebês e seus cuidadores tem sido a das "mães-cangurus", realizada em UTIs neonatais, na qual as crianças, também prematuras, ficam em contato direto, pele com pele, com seus pais sentindo seu calor, seu cheiro e sua presença.

Ao ser pego no colo, acariciado, acolhido, o bebê também reage ativamente. Suas expressões corporais demonstram mais tranqüilidade e conforto, trazendo satisfação à mãe; mesmo as funções vitais, como os batimentos cardíacos ou a respiração, chegam a um padrão harmonioso.

Podemos observar, desse modo, evidências da importância do vínculo amoroso estabelecido o mais cedo possível. Nosso olhar sobre o bebê, pouco a pouco, se transforma.

Mas, para entender melhor o que há de tão revolucionário nessa nova visão, precisamos voltar (só) um pouco no tempo. O modelo científico responsável pela imagem que tínhamos dos bebês baseava-se na concepção de "existir" do filósofo francês Renée Descartes (1596-1650), aquele mesmo da famosa frase: "Penso, logo existo". Ora, se o bebê não pensa de forma racional, ele é, segundo essa visão, um ser sem existência própria.

Assim, por alguns séculos, o bebê foi considerado uma tábula rasa, sem psiquismo, sem individualidade e, talvez, até sem dor – discutia-se inclusive se ele era capaz de sentir dor física! Um papel em branco para ser preenchido por adultos, pelo mundo, pela cultura.

Dessa forma, nosso olhar tornava o bebê um ser desinteressante, primitivo, um "vir a ser".

No entanto, graças aos avanços tecnológicos e à observação da vida desde tão cedo, podemos hoje desconsiderar o modelo cartesiano que nos orientou por tantos séculos. Enfim, podemos observar corpo e mente em uma unidade integrada.

Antonio Damásio (1996), um dos nomes mais importantes da atualidade em neurociência, propõe, por meio de um jogo de palavras, um novo modelo de pensamento: **"Penso, logo existo"** de Descartes substituído por **"Sinto, existo, logo penso"**.

Trata-se verdadeiramente de uma revolução que não afeta apenas o âmbito da filosofia e da ciência, mas atinge a nós cuidadores, mães e pais, a nossa forma de encarar, educar e nos relacionar com nossos filhos.

Logo de início, sob esse novo olhar, o bebê deixa a condição de "ser passivo", de "folha em branco" a ser preenchida, e sua participação no processo de desenvolvimento passa a ser considerada.

O bebê registra tudo que acontece a seu redor e em seu interior, por meio de sensações, emoções e gestos.

Antes de poder pensar o mundo, ele o sente. Utiliza-se de uma área no cérebro chamada sistema límbico, responsável pelas emoções, pela memória e por funções vitais como respiração, digestão, circulação etc. Utiliza-se também de todo seu sistema sensorial – tato, visão, audição, olfato –, das sensações de seu corpo no espaço, para conceber a si e ao mundo que o rodeia.

Pouco a pouco, ele toma consciência de si e de seus movimentos.

Hoje, é possível afirmar que, desde muito cedo, o bebê pode perceber de forma primitiva se o ambiente a que ele pertence é favorável a seu bem-estar ou se, ao contrário, oferece algum tipo de perigo.

Se o bebê está em uma situação hostil, de extremo desconforto, seu organismo produz hormônios relacionados ao estresse, que possibilitam a percepção de uma situação adversa, de mal-estar. Esse mal-estar, sentido de forma global, será comunicado por expressões físicas como o choro, as contorções do corpo, as caretas e atitudes de incômodo que descreverei em capítulos posteriores.

Todo esse dispositivo foi – e é – fundamental à manutenção da vida e à permanência de nossa espécie no planeta. Se nós adultos somos capazes de compreender a linguagem dos gestos de nossos bebês, aumentamos muito as chances de respostas assertivas em relação às suas necessidades.

UM CÉREBRO A MIL POR HORA

ENTRE AS DESCOBERTAS científicas revolucionárias[2] está o mapeamento da atividade cerebral do bebê. O avanço das tecnologias de exames sofisticados permitiu que pudéssemos enxergar, por trás da aparente calma, um cérebro muito ativo.

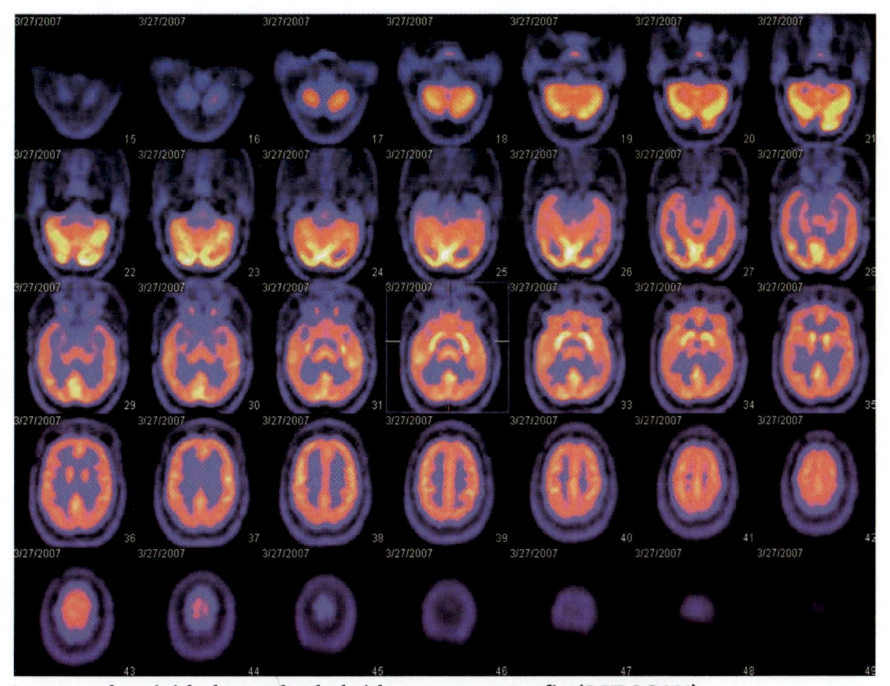

Imagem da atividade cerebral obtida com tomografia (PET SCAN).

2   Em 1996, uma conferência realizada nos Estados Unidos reuniu cerca de 150 dos principais neurocientistas do país, bem como psicólogos e especialistas em desenvolvimento infantil, a fim de discutir o desenvolvimento inicial do cérebro humano. Os resultados desse encontro foram reunidos no livro *Repensando o cérebro*. Algumas informações a seguir têm como base essa obra.

Nos três primeiros anos de vida, a atividade cerebral humana é tão intensa que supera a também enorme atividade do cérebro de um adolescente em fase de prestar o vestibular. No primeiro ano, o cérebro do bebê lembra mais o de um adulto do que o de um recém-nascido. Na idade de 2 anos, o cérebro da criança é tão ativo quanto o de um adulto.

Ao nascer, o bebê humano tem cerca de cem bilhões de neurônios. E são essas células nervosas que ele vai utilizar por toda sua vida. Portanto, o aumento de peso e volume, ou seja, o crescimento do cérebro nesses primeiros anos, ocorrerá não pela aquisição de mais neurônios, mas pela formação de sinapses – conexões entre os neurônios, que formam circuitos responsáveis por ligar diferentes áreas do cérebro. Poderíamos dizer que o bebê está ocupando e reconhecendo esse complexo instrumento chamado cérebro. Em nenhum outro momento da vida, essa atividade e expansão serão tão intensas.

Observando a rotina de uma criança em seus primeiros anos de vida, custamos a imaginar que atividades tão corriqueiras de seu cotidiano possam gerar tanta atividade cerebral.

O bebê dorme, acorda, chora, mama, movimenta-se, reconhece sons, distingue vozes, cheiros e imagens. Percebe seu corpo no espaço: no colo, no banho, na troca de fraldas, aprende a sentar, rolar, torcer, engatinhar, andar. Alcança objetos, observa-os e lança-os longe. Reconhece os sons de seu corpo: da respiração e dos batimentos cardíacos, que variam de acordo com os estados emocionais, possibilitando que aos poucos ele possa criar, de acordo com os diferentes ritmos, nuanças entre um estado e outro, identificando seus sentimentos.

Escuta os sons do tubo digestivo, relaciona-os com a sensação prazerosa de seu estômago distendido pelo preenchimento do alimento. Reconhece a sensação de preenchimento e esvaziamento em outros órgãos: do ar nos pulmões, da pressão do sangue nas cavidades do coração e nas veias e artérias. Sente que está vivo e que pulsa, reconhece a noção do tempo. Brinca.

Sente a falta da mãe e também sua presença. Sente o prazer do toque afetuoso, do carinho. Sente o amor.

Seduz e encanta. Com essa sedução, envolve o adulto cuidador para que ele atenda às suas necessidades.

Demonstra sua fragilidade e desamparo. Sabe reclamar chorando, enrubescendo, esperneando. Enquanto dorme, sonha, demonstrando que é capaz de imaginar e memorizar.

Serão as experiências vividas por esse pequeno ser humano que imprimirão em seu cérebro caminhos, atalhos e trilhas que ele utilizará pelo resto da vida para relacionar-se com outros humanos, "amar, desamar, amar" (Carlos Drummond de Andrade), sonhar, imaginar, construir as filosofias, as matemáticas, as ciências, as artes.

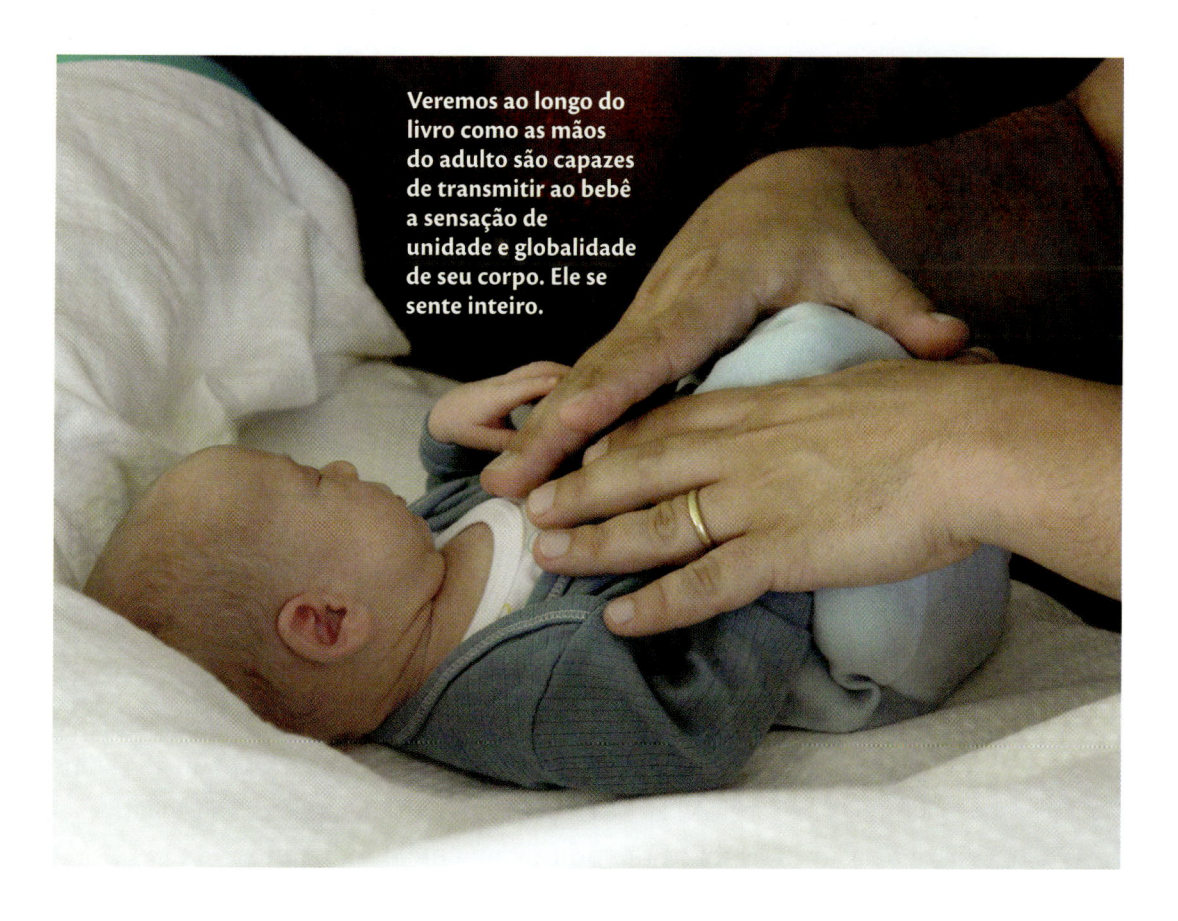

Veremos ao longo do livro como as mãos do adulto são capazes de transmitir ao bebê a sensação de unidade e globalidade de seu corpo. Ele se sente inteiro.

EM BUSCA DE INTEGRAÇÃO

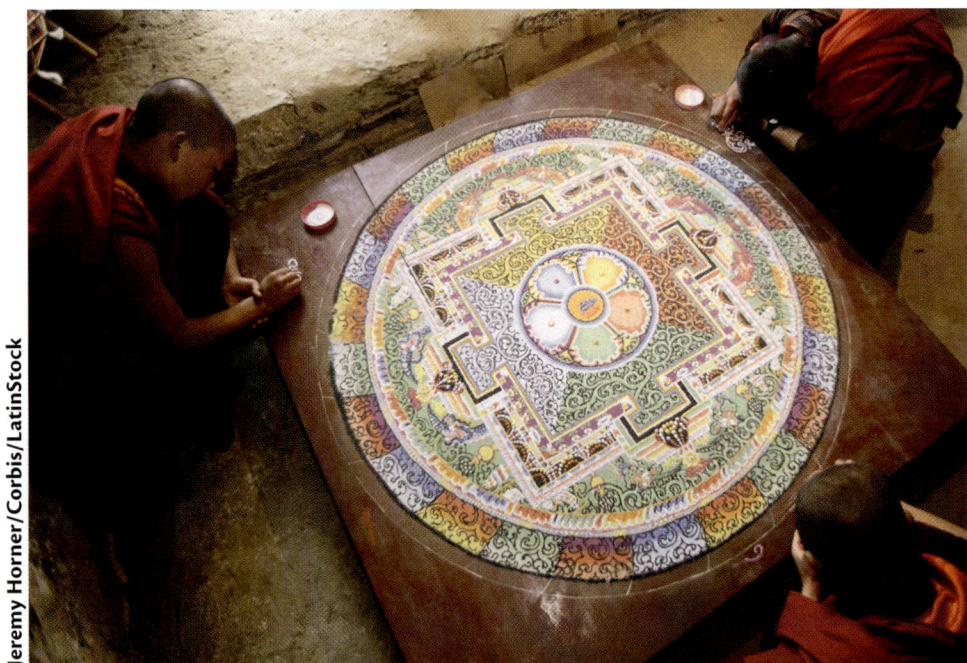

Jeremy Horner/Corbis/LatinStock

Montar um quebra-cabeça dá ao cérebro uma oportunidade de fazer o que ele gosta: encontrar sentido em informações aparentemente desconexas e ter satisfação estética com os desenhos se completando a olhos vistos. (Suzana Herculano-Houzel – *Folha de S.Paulo*, 22 fev. 2007)

QUANDO TENTAMOS DESCREVER a complexidade da atividade cerebral do bebê, temos claramente a sensação de lidar com um quebra-cabeça de milhares de peças. No entanto, é função do próprio cérebro encontrar sentido e organizar todas essas impressões, captadas do mundo e de si, em uma unidade integrada. É o prazer que ele tem de construir-se e tomar consciência de sua individualidade. Esse é um processo que não se restringe à infância. Procuraremos saber quem somos até o último dia de nossa vida. Mais uma vez, contudo, podemos afirmar que **as experiências iniciais marcarão profundamente o indivíduo**.

A HERANÇA GENÉTICA E A EXPERIÊNCIA

Nascemos com características determinadas por nossa herança genética: cor de cabelos, olhos, traços de rosto, compleição física, estrutura óssea, muscular etc.; ao mesmo tempo, nascemos com motivações e temperamentos próprios.

No que diz respeito às marcas físicas, algumas são evidentes: "Puxou os olhos do pai, a altura da mãe, o cabelo do avô", e assim por diante.

Para as características comportamentais, a ciência busca determinar até que ponto os genes são responsáveis pelos diversos comportamentos. Trata-se de um rico campo de pesquisa, com estudos e discussões em andamento entre as diferentes correntes do pensamento científico. Certamente surgirão nos próximos anos informações importantes a esse respeito.

Atualmente, podemos afirmar que o desenvolvimento humano depende da interação entre a herança genética que recebemos de nossos pais – e remonta a nossos antepassados – e o acolhimento que o ambiente, a família e a educação proporcionarão a esses potenciais.

Complicado? Não. Porém complexo.

Significa dizer que o cérebro, bem como o corpo, vai se desenvolver em função de sua utilização. Um ambiente capaz de acolher o potencial genético pode

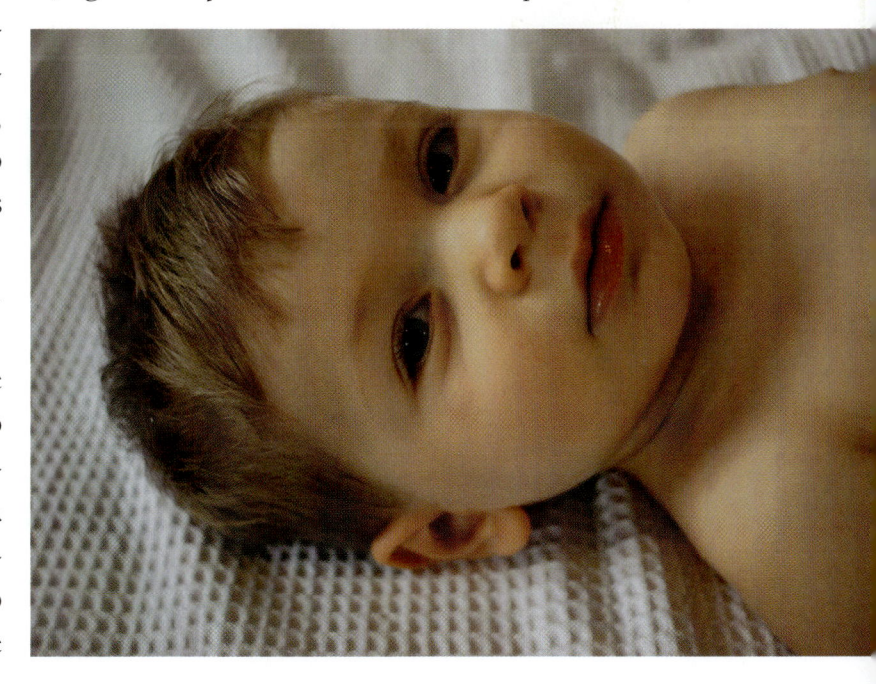

levar uma característica a expandir-se, tornar-se plena. O contrário, um meio hostil, pode fazer que uma potencialidade genética se perca, não se desenvolva.

Isso coloca o adulto-cuidador em um papel de responsabilidade com respeito ao desenvolvimento da criança. Somos mediadores na relação da criança com seu meio. São as atividades e as interações propostas a ela que permitirão o reconhecimento e a expansão de suas qualidades.

Entre aquilo que herdamos geneticamente e o que aprendemos de nossa cultura, existe um terceiro elemento representado pelas motivações pessoais e pelo temperamento de cada um de nós.

A motivação da criança é um requisito absoluto para o desenvolvimento de suas habilidades.

A postura do adulto diante dessa perspectiva será a de oferecer uma gama de situações e estímulos ricos em escolhas ao bebê – de acordo com sua maturidade neurológica – e, ao mesmo tempo, estar atento para decifrar as motivações da criança.

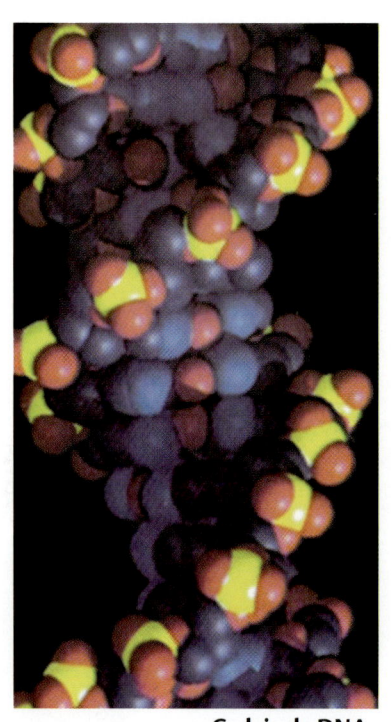

Cadeia de DNA.

Trata-se de uma atitude de escuta e observação. Devemos perguntar:

"Quem é você, meu bebê? Do que você gosta? O que você quer? O que você quer ser?" Em vez de nos atirarmos desesperados na tentativa de decifrá-lo, devemos deixar que ele possa aos poucos se mostrar.

No início, vamos traduzindo seus gestos e, sem pressa, ensinando a ele formas e palavras para descrever o que sente e o que deseja.

"Conversar com o bebê?"

"Sempre!"

Assim, por intermédio de sua experiência, de sua vivência, a criança se constrói.

No cérebro, alguns caminhos serão reforçados pela repetição de determinadas situações e escolhas, e também pelo prazer que elas podem proporcionar, enquanto outros, pouco reforçados, ficarão enfraquecidos e tenderão a ser eliminados em um processo de "poda" (como aquela realizada em árvores), que ocorrerá por volta dos 10 anos.

Aquilo que é vivido e reforçado nem sempre diz respeito às qualidades positivas. Um ambiente desfavorável pode imprimir caminhos fortes de desamor, desconfiança, insegurança, dificuldade em aprender e, ao mesmo tempo, enfraquecer os caminhos do amor, da confiança, da inteligência etc.

Embora o papel do adulto seja muito importante nessa dinâmica, não podemos nos responsabilizar exclusivamente pela evolução desse processo.

Conforme mencionado anteriormente, a criança participa ativamente de sua construção por meio de suas escolhas, de suas motivações e da forma como percebe cada situação.

Sabemos que crianças criadas em uma mesma família, com as mesmas condições, viverão os eventos familiares de forma própria. De uma mesma situação, um irmão pode tirar uma experiência positiva, enquanto outro ficará com uma marca negativa.

Esse parece ser um dos mistérios da vida. Acredito que jamais teremos o controle completo da experiência de gerar e criar seres humanos.

O PAPEL DA ESTIMULAÇÃO

DIANTE DOS ARGUMENTOS e das informações apresentados no capítulo anterior, é inevitável pensar na questão da estimulação precoce dos bebês.

Durante muitos anos, as correntes de pensamento que acreditavam que o desenvolvimento humano estava completamente apoiado na genética e que, a seu tempo, todo gene teria chance de expressão, independentemente do ambiente, geraram práticas educativas pouco interessadas em estimular os bebês.

Essa corrente foi chamada de *maturacionismo* e teve seu ponto de vista defendido pelo psicólogo Arnold Gesell (1880-1961), que influenciou o pensamento científico até meados do século XX.

Outra linha de pensamento, a chamada *abordagem da aprendizagem*, apesar de não negar que os fatores biológicos sejam a base do desenvolvimento, atribui ao ambiente papel fundamental na formação do indivíduo. Nessa perspectiva, defendida por J. B. Watson (1878-1958) e reforçada por B. F. Skinner (1904-1990), tudo se aprende, tudo pode ser treinado.

Para uma terceira abordagem, a do *construtivismo*, desenvolvida pelo suíço Jean Piaget (1896-1980), natureza e educação são igualmente necessárias ao desenvolvimento e a criança participa ativamente desse processo.

De alguma maneira, historicamente, já erramos por estimular menos do que o necessário, e também já erramos por querer treinar e educar nossos bebês como se fossem pequenos robôs.

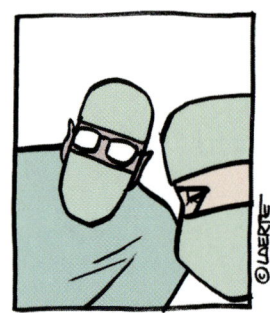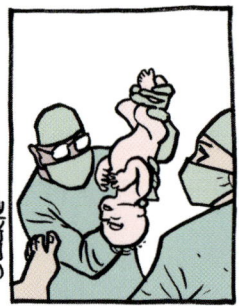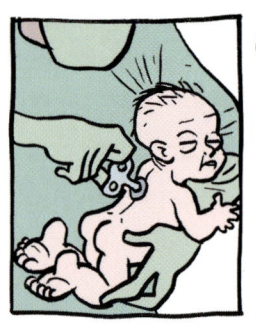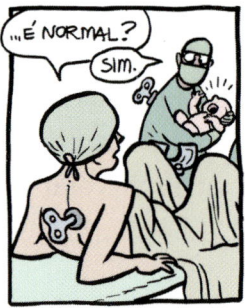

Atualmente, o grande (e grave!) engano me parece ser a excessiva importância dada à idéia de estimulação – e, o que é pior, desde muito cedo. Ao escutar a palavra **estimulação** fora do contexto de crianças que apresentam algum **déficit** (**motor**, **neurológico**, **visual** etc.), devemos ficar atentos ao que realmente está sendo feito.

Hoje em dia, há um número imenso de serviços oferecidos aos pequenos, como: ginástica, academia, computação, língua estrangeira, DVDs, matemática etc. Enfim, uma série de serviços de estimulação que prometem adultos mais inteligentes e mais competitivos para o mercado de trabalho. Mas só poderíamos comprovar a eficiência de toda essa estimulação daqui a vinte anos. Será que vale a pena arriscar?

Nessa armadilha estamos caindo nós, pais, mães e educadores, fazendo nossos bebês receberem uma série de informações "goela abaixo". Não sabemos até que ponto essas experiências serão registradas como positivas ou negativas pelo bebê.

Felizmente existem existem profissionais competentes, escolas e creches sérias que oferecem bons serviços. O início da escolarização vem acontecendo cada vez mais cedo. Com isso, nossos bebês, desde muito pequenos, têm sido convidados a deixar o "ninho" – a presença da mãe, do pai, da casa – e partir para um novo ambiente. Alguns vão se adaptar com surpreendente facilidade, enquanto outros encontrarão dificuldades e precisarão de nossa ajuda nessa passagem.

> O que todos vão precisar é reencontrar na creche a sensação de "ninho", de um ambiente de proteção, de afeto e de calor humano. Só a partir daí, nutridos do "alimento humano" e do ambiente acolhedor, é que eles estarão seguros e estruturados para aprender e conhecer coisas novas. (Denys-Struyf, 2001)

Nesse período da vida, do nascimento aos 3 anos, a criança aprende no contexto de relações significativas. Os pais devem conhecer os professores de seus filhos e trocar idéias com eles; é importante avaliar a qualidade humana do profissional, bem como suas competências técnicas.

Ao longo do livro, indicarei caminhos e orientações sobre o ambiente e as atividades estimuladoras com base na perspectiva da criança e em sua etapa de desenvolvimento. Todas essas atividades estarão insertas naquilo que é próprio ao universo infantil: explorar o espaço e o próprio corpo, brincar com os objetos, dormir, brincar novamente, comunicar-se e relacionar-se com as pessoas.

Estimular por estimular, de maneira artificial e fora de contexto, com atividades pedagógicas, parece-me colocar as crianças para "trabalhar" antes da hora.

II • O MOVIMENTO

No segundo bloco, trataremos do
movimento desde a concepção, passando
pelos movimentos reflexos do bebê até alcançar
o gesto construído e controlado por ele.
Abordaremos os sentidos (visão, olfato,
paladar, audição e tato) e o sentido do
próprio corpo – a propriocepção.
Encerraremos este bloco do livro abordando
a relação com o mundo e com a mãe,
a presença do pai e a meta para os três
primeiros anos: andar, falar e pensar.

O PAPEL DO MOVIMENTO

A PARTIR DO MOMENTO em que o óvulo é fecundado, inicia-se o processo de evolução que dará origem a uma nova vida. As células multiplicam-se e migram de um lugar para outro, formando os diferentes tecidos. Estes se dobram uns sobre os outros e dispõem-se de forma precisa, constituindo o embrião, cujo coração pulsa cerca de um mês após a concepção. Movimento, ritmo e pulsação estão envolvidos nesse processo.

Desde muito cedo, a pulsação pode ser considerada uma forma primitiva da consciência de que estamos vivos. Tal consciência, presente ao longo de nossa existência, vai se modificar e ampliar, acompanhando todas as etapas de transformações previstas no desenvolvimento da vida humana.

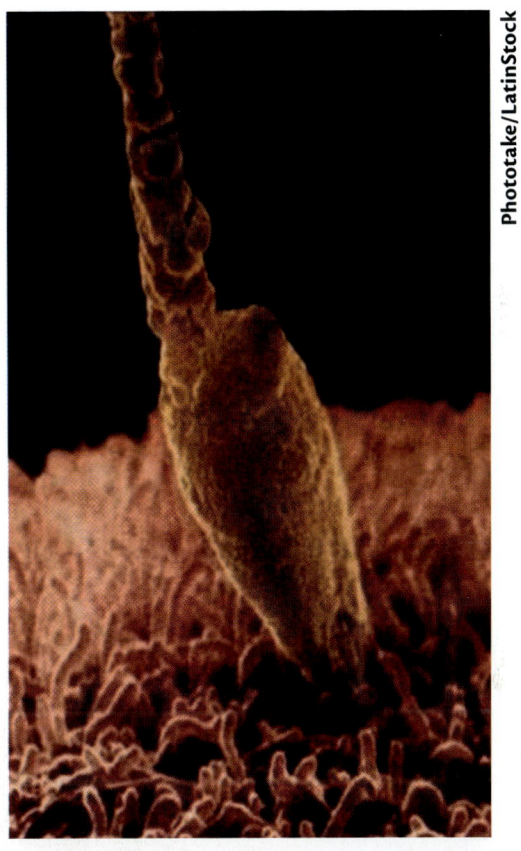

Óvulo sendo fecundado por espermatozóide.

Vida intra-uterina, nascimento, infância, adolescência, vida adulta e velhice. Em cada uma dessas etapas, sentimos a vida pulsando, o corpo em movimento e, a cada nova experiência, a possibilidade de ampliar a consciência de nós mesmos.

Na natureza, a capacidade de movimento, chamada de motricidade, está presente nos animais como forma de sobrevivência. Os animais movem-se em busca de alimentação e reprodução; seus movimentos fazem parte do conjunto de respostas instintivas próprias a cada espécie. A maior parte do comportamento animal está programada geneticamente e permite poucas escolhas individuais. Diante da caça em movimento, o felino caçador responde com velocidade em uma ação de ataque e perseguição de sua presa. Não lhe resta outra opção.

O movimento humano é diferente. Ele se caracteriza pela qualidade expressiva e individual – é o que chamamos de gesto. Nossos gestos respondem a nossas necessidades e desejos e, em algum nível, podem ser comparados aos dos animais: também nos movimentamos em busca de sobrevivência, alimentação e reprodução. Porém, o movimento humano é capaz de, ao mesmo tempo, construir pensamentos, idéias e fazer escolhas pessoais. A capacidade de escolher é característica própria de nossa espécie. Como vimos no capítulo anterior, o cérebro humano se programa com base nas experiências às quais vai se submeter em seus contatos com o mundo. Vimos como o bebê cria caminhos neurais e constrói sinapses em seus primeiros anos de vida. Para outros primatas, seus "bebês" já nascem com caminhos inscritos no cérebro, parecendo indicar que suas respostas já estão programadas naquilo que chamamos de comportamento instintivo.

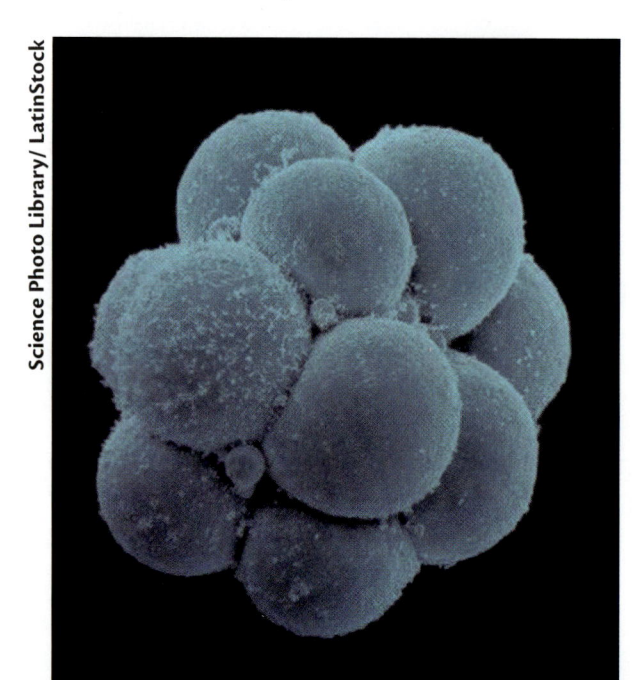

Science Photo Library/ LatinStock

Embrião humano em fase de divisão celular.

O homem constrói-se ao mesmo tempo que seus gestos, e, à medida que age, se expressa e toma consciência de si.

A cada ação, podemos observar quem somos, onde estamos e o que queremos.

"Sou eu quem está, neste exato momento, abrindo esta porta e partindo em busca de algo que desejo", constata o adulto.

Essas ações podem parecer sem importância e permanecer inconscientes para o adulto. No entanto, para a criança, as informações obtidas pelo corpo em movimento são de máxima importância na construção de sua individualidade.

A SENSAÇÃO DO PRÓPRIO CORPO

A PROPRIOCEPÇÃO É O SENTIDO que nos informa sobre as mudanças de posição do corpo. Foi descrita por Sherrington (1857-1952), na década de 1890, como um sexto sentido somado aos outros cinco conhecidos: a visão, o olfato, o tato, o paladar e a audição.

Pode ser considerada um "sentido secreto" por nos informar o que se passa no interior do corpo. Receptores nervosos situados junto dos músculos, dos tendões e das articulações captam sensações profundas produzidas por mínimos movimentos. Assim podemos ter consciência de todas as regiões do corpo a todo momento e graças a essa sensibilidade somos capazes de ajustar continuamente nossa postura e elaborar gestos precisos.

A propriocepção é altamente desenvolvida nos esportistas, acrobatas, bailarinos, mímicos e todas aquelas pessoas que sabem usar o corpo com precisão e consciência. Trata-se de um instrumento de grande valor na vida do bebê, pois lhe permite reconhecer e controlar seus próprios movimentos.

Vejamos como isso se dá...

OS PRIMEIROS MOVIMENTOS NO ÚTERO

A PARTIR DA OITAVA SEMANA DE GESTAÇÃO, o feto é capaz de mover seu tronco. A coluna vertebral realiza alternadamente movimentos de flexão e extensão (formas primitivas do enrolamento–endireitamento que observaremos adiante).

Desde a nona semana de gestação, os braços e as pernas são capazes de movimentos independentes do tronco.

Ao final da 15ª semana, o feto já pode realizar todos os movimentos observados no recém-nascido.

Esses movimentos, descritos com base na observação da vida fetal por meio da ressonância magnética e da ultra-sonografia, fazem parte do que chamamos de **movimentos reflexos arcaicos**. São movimentos involuntários, que acontecem sem que se tenha nenhum controle sobre eles.

O feto percebe o deslocamento de seu corpo no espaço uterino por meio de fortes contrações musculares e sensações articulares cada vez que o reflexo se produz: **"Algo se move!"** O reflexo pode ser iniciado por algum estímulo sonoro ou luminoso, bem como por alterações químicas no corpo da mãe. No início, o feto tende a se distanciar de qualquer objeto que toca seu corpo; depois, tende a se aproximar.

A percepção do movimento está também ligada ao tato. A partir da 16ª semana de gestação, o tato, presente em toda a superfície do corpo do feto, permite a percepção de movimentos globais, pela sensação dos deslocamentos da pele em relação ao líquido amniótico. As sensações articulares e musculares vão somar-se às da pele, construindo a noção de movimento.

Gostaria de fazer algumas considerações sobre a pele. Ligar a percepção do movimento às sensações da pele não parece algo evidente para todas as pessoas. A pele participa das percepções sobre mudanças de posição do corpo no espaço. É um órgão muito importante no desenvolvimento humano, pois permite perceber limites e contornos do corpo, colaborando profundamente na construção da consciência de si. Tanto o feto quanto os bebês se tocam o tempo todo. O feto toca as paredes do útero, e os limites do útero também servirão de referência para seus movimentos.

O tato surge entre a sexta e a oitava semanas de gestação. Primeiramente, na região em torno da boca; em seguida, ganhando a palma das mãos e a parte superior do tronco.

Podemos observar a relação entre a mão e o rosto desde muito cedo. A partir da 13ª semana, quando começam os movimentos de sucção, o feto leva a mão à boca, chegando a sugar o próprio dedo. Mãos, rosto e olhar estarão relacionados em quase todas as atividades humanas: "É com as mãos, assim como com a palavra, o olhar e a mímica, que o homem exprime mais exatamente seu pensamento" (Béziers; Hunsinger, 1994).

Nos próximos capítulos, indicaremos como nós adultos podemos ajudar nosso bebê organizando, sempre que possível, suas mãos em frente de seu olhar.

Os movimentos do feto serão sentidos pela mãe entre a 16ª e a 21ª semanas de gestação, muitas vezes fortalecendo a comunicação e o vínculo entre os dois.

Entre a 18ª e a 20ª semanas, o sistema vestibular, responsável pelo equilíbrio, permitirá adaptações posturais do feto em relação às mudanças de posição do corpo da mãe. A partir daí, a atividade motora cresce até a 32ª semana, quando o feto parece "exercitar-se" em diversos movimentos, como os de sucção e os de ativação dos músculos respiratórios. Em seguida, há uma diminuição dessa atividade até o nascimento.

Muitos autores relacionam os movimentos reflexos a estruturas arcaicas de sobrevivência. Podemos considerá-los movimentos instintivos humanos, de reação a perigos e de proteção à vida. Os "exercícios" de sucção e de preparação para a respiração, experimentados pelo feto no útero, vão servir-lhe enormemente para a manutenção da vida após o nascimento.

André Trindade

DEBAIXO D'ÁGUA (Arnaldo Antunes – 2001)

Debaixo d'água tudo era
mais bonito
mais azul mais colorido
só faltava respirar

Mas tinha que respirar

Debaixo d'água
se formando
como um feto
sereno confortável
amado completo
sem chão sem teto
sem contato com o ar

Mas tinha que respirar

Todo dia
Todo dia, todo dia
Todo dia

Debaixo d'água por encanto
sem sorriso e sem pranto
sem lamento e sem saber
o quanto esse momento
poderia durar

Mas tinha que respirar

Debaixo d'água ficaria
para sempre
ficaria contente
longe de toda gente
para sempre
no fundo do mar

Mas tinha que respirar

Todo dia
Todo dia, todo dia
Todo dia

Debaixo d'água
protegido salvo
fora do perigo aliviado
sem perdão e sem pecado
sem fome sem frio
sem medo
sem vontade de voltar

Mas tinha que respirar

Debaixo d'água tudo era
mais bonito
mais azul mais colorido
só faltava respirar

Mas tinha que respirar

Todo dia
Todo dia, todo dia
Todo dia

Mas tinha que respirar

Debaixo d'água tudo era
mais bonito
mais azul mais colorido
só faltava respirar

Mas tinha que respirar

Todo dia
Todo dia, todo dia
Todo dia

O MOVIMENTO DO NASCIMENTO

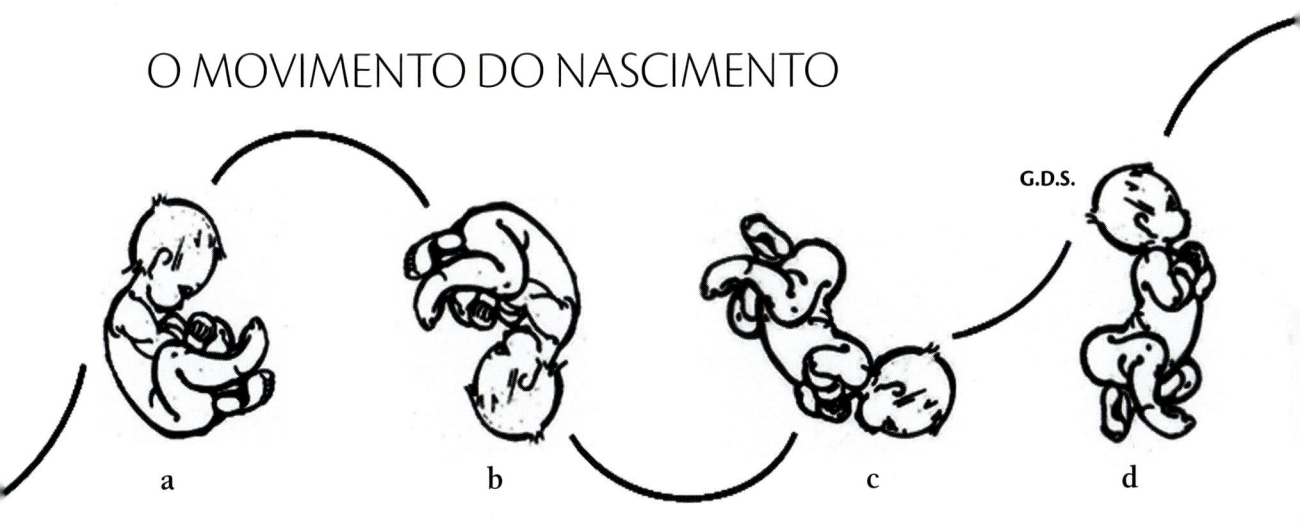

a   b   c   d

G.D.S.

A EXPERIÊNCIA DO NASCIMENTO representa uma das transições mais radicais de nossa vida.

"Dar à luz" significa literalmente fazer emergir, lançar para fora, trazer para o mundo. Sair de um espaço interior, onde o corpo do bebê encontra-se enrolado sobre seu próprio centro, imerso em um ambiente líquido, quente, protegido, contido pelo corpo da mãe, e partir para o desconhecido.

É preciso muita coragem para nascer! Tanto do ponto de vista da mãe, que deve abrir mão dessa presença de vida no interior de seu corpo, quanto para o bebê, que vai deixar esse ambiente nutritivo e enfrentar a inevitável solidão do ser.

Para tanto, é preciso trabalho. E é com o trabalho dos corpos da mãe e do bebê que essa ação se realiza.

No corpo da mãe, iniciam-se as contrações uterinas, que permitem a dilatação da abertura do útero e do canal vaginal. Essas contrações podem durar algumas horas, ou vários dias; ao mesmo tempo, as articulações que ligam os três ossos da bacia flexibilizam-se a fim de possibilitar a passagem do bebê.

É muito importante que as mulheres grávidas, no processo de preparação para dar à luz, possam visualizar seus ossos da bacia e a abertura entre as articulações. Essa mentalização pode colaborar com o bom andamento do parto. Além disso, trata-se de uma oportunidade de vivenciar a estrutura da bacia de forma concreta. Após o parto, é interessante visualizar os três ossos reunidos novamente, em sua unidade. A bacia é responsável em grande parte por nosso equilíbrio postural. É comum o relato da mãe sobre desconfortos e dores nessa região nos meses que se seguem ao parto. Temos de lembrar que essa mãe carregará seu bebê nos próximos meses, e que ele aumentará seu peso consideravelmente nesse período. Para carregar um bebê, não devemos contar apenas com a força dos braços; é necessária uma sólida bacia, capaz de transmitir o peso da parte superior do corpo para as pernas e finalmente para o chão.

Retomando o trabalho do parto, agora do ponto de vista do bebê, podemos acompanhar seu movimento pelos desenhos da página anterior. Partindo da figura **a**, o bebê mantém a posição fetal, flectido sobre o próprio centro, e se posiciona com a cabeça voltada para a direção do canal vaginal, como na figura **b**.

Ao receber as fortes contrações que o expulsam do útero, o bebê inverte a posição de enrolamento anterior e precisa abrir seu corpo, desenrolando-se completamente, passando para uma posição de extensão (figura **c**, figura **d**). Nesse percurso, o corpo do bebê faz, ao mesmo tempo, um movimento em espiral, efetuando uma rotação. **O movimento em espiral facilita a progressão nessa passagem estreita e difícil.**

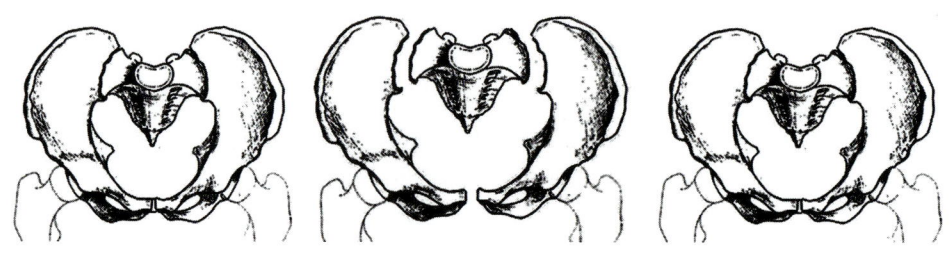

Os ossos da bacia.

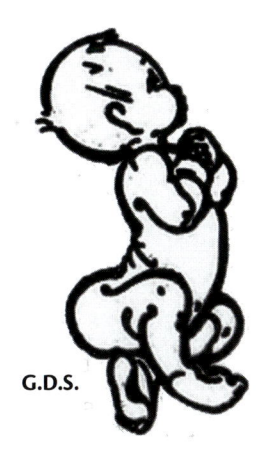

G.D.S.

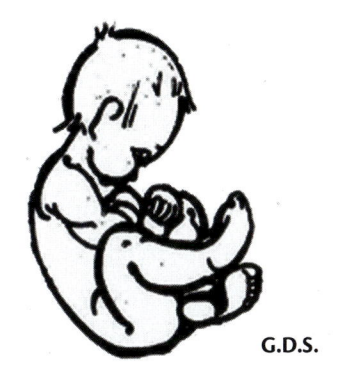

G.D.S.

**Movimento de recolhimento.
Voltado para o próprio centro,
apoiado na ação dos músculos
anteriores que recobrem a parte
da frente do tronco.**

**Movimento de expansão e abertura.
Voltado para fora, apoiado na ação
dos músculos posteriores das costas.**

Essa é uma forma esquemática de descrever a movimentação que ocorre com o corpo do bebê durante o nascimento. Acredito que se trate de uma boa imagem a ser utilizada pela mãe na preparação para o parto: visualizar seu bebê posicionando-se com a cabeça voltada para baixo e, em seguida, imaginar seu corpinho partindo da posição de enrolamento, abrindo-se em um movimento de extensão para fora.

Após o nascimento e o grande esforço do trabalho de parto, há um estado de relaxamento para a mãe e o bebê. Ele retorna espontaneamente (possivelmente de forma reflexa) à posição de flexão e enrolamento.

Neste momento do livro, quero chamar a atenção do leitor para a alternância de posturas corporais de abertura e recolhimento vivida pelo bebê. Tais posturas farão parte de seu repertório de movimentos e representarão para ele atitudes e comportamentos: **ir para fora, conhecer o mundo movido pela curiosidade em relação ao desconhecido e, em seguida, poder voltar para si, para o próprio centro, recolhido no seio de sua comunidade, da família, no colo do adulto ou em seu berço, nutrindo-se e preparando-se**

para novos movimentos. Expansão e recolhimento se sucedem, como nos movimentos das ondas do mar.

Esta é uma das funções deste livro: encontrar soluções criativas para podermos viver a alternância de forma plena.

É claro que nem sempre as coisas acontecem da forma esperada, a começar pelo parto normal, que nem sempre é possível. As mães que têm filhos de cesariana devem estar se perguntando o que acontece com seus bebês, que não viveram a experiência descrita anteriormente.

Nascer é um grande acontecimento e uma forte transição, tanto pelo parto normal quanto pela cesariana. É um impacto de qualquer forma. Talvez o bebê do segundo caso, que não viveu o esforço para nascer, precise de nossa ajuda para reintegrar-se ao movimento cíclico da onda de expansão–recolhimento. Falarei mais adiante sobre a importância das massagens na pele desses bebês – que são válidas para todos. Mas podemos ajudá-los desde já.

Muitos bebês preparam-se para a posição de saída, estendem o corpo e, antes de efetivamente saírem, acabam retirados na cesariana, seja por falta de dilatação, por falta de tempo no que se refere à oxigenação, ou ainda por outras impossibilidades.

Comparo essa situação à de um atleta que prepara seu corpo durante meses para uma competição, chega à pista no dia da prova, coloca-se em posição, ouve o sinal da largada e, em vez de correr, volta para casa sem gastar a energia muscular na disputa para a qual se preparou tanto.

Dificilmente esse atleta conseguirá relaxar o corpo da mesma forma que o faria se tivesse cumprido sua meta.

Com o bebê se passa mais ou menos a mesma coisa. Ele pode fixar-se na posição de expansão e extensão e ter dificuldade em reagrupar-se no enrolamento.

Se isso acontecer, podemos ajudá-lo reagrupando seu corpo e apoiando levemente nossa mão no alto de sua cabeça. Não devemos pressioná-la; normalmente, esse leve apoio estimula a ação de empurrar a cabeça contra a mão (ação para a qual ele se preparou). Outra opção é manter ao mesmo tempo um apoio sob seus pés, para que ele possa responder empurrando as pernas. É importante nesse momento não deixar que o corpo dele entre em extensão.

Repetiremos essa ação enquanto o bebê responder empurrando. Alguns bebês, mesmo tendo nascido de cesariana, não precisarão desse tipo de estímulo.

Certa vez, conversando sobre isso com uma mãe, ela me disse: "Agora eu entendo por que, desde muito cedo, minha filha, quando colocada no berço, arrastava-se até conseguir encostar a cabeça contra a almofada. Só assim ela dormia".

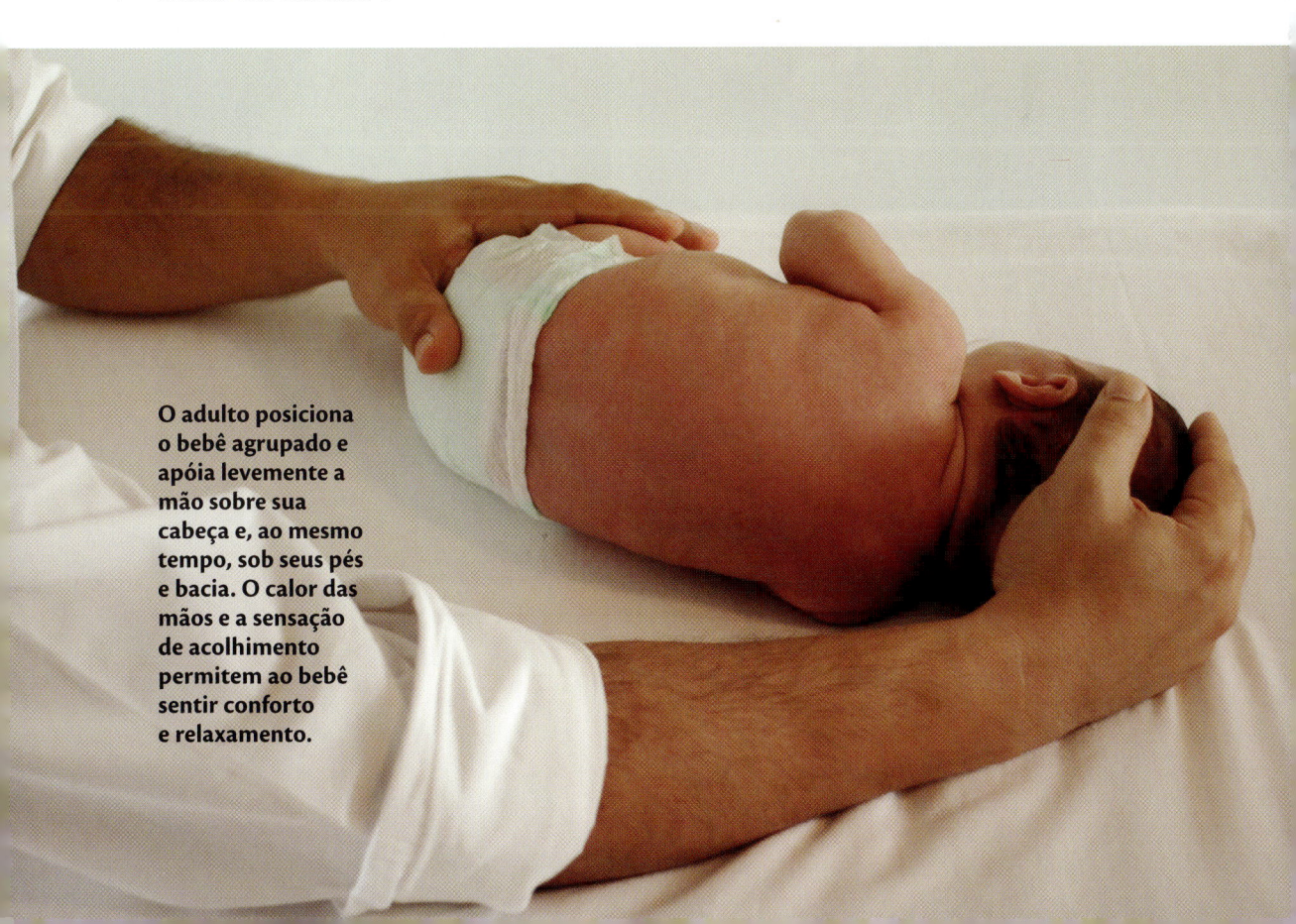

O adulto posiciona o bebê agrupado e apóia levemente a mão sobre sua cabeça e, ao mesmo tempo, sob seus pés e bacia. O calor das mãos e a sensação de acolhimento permitem ao bebê sentir conforto e relaxamento.

André Trindade

QUANDO O BEBÊ COMEÇA
A CONTROLAR OS PRÓPRIOS MOVIMENTOS

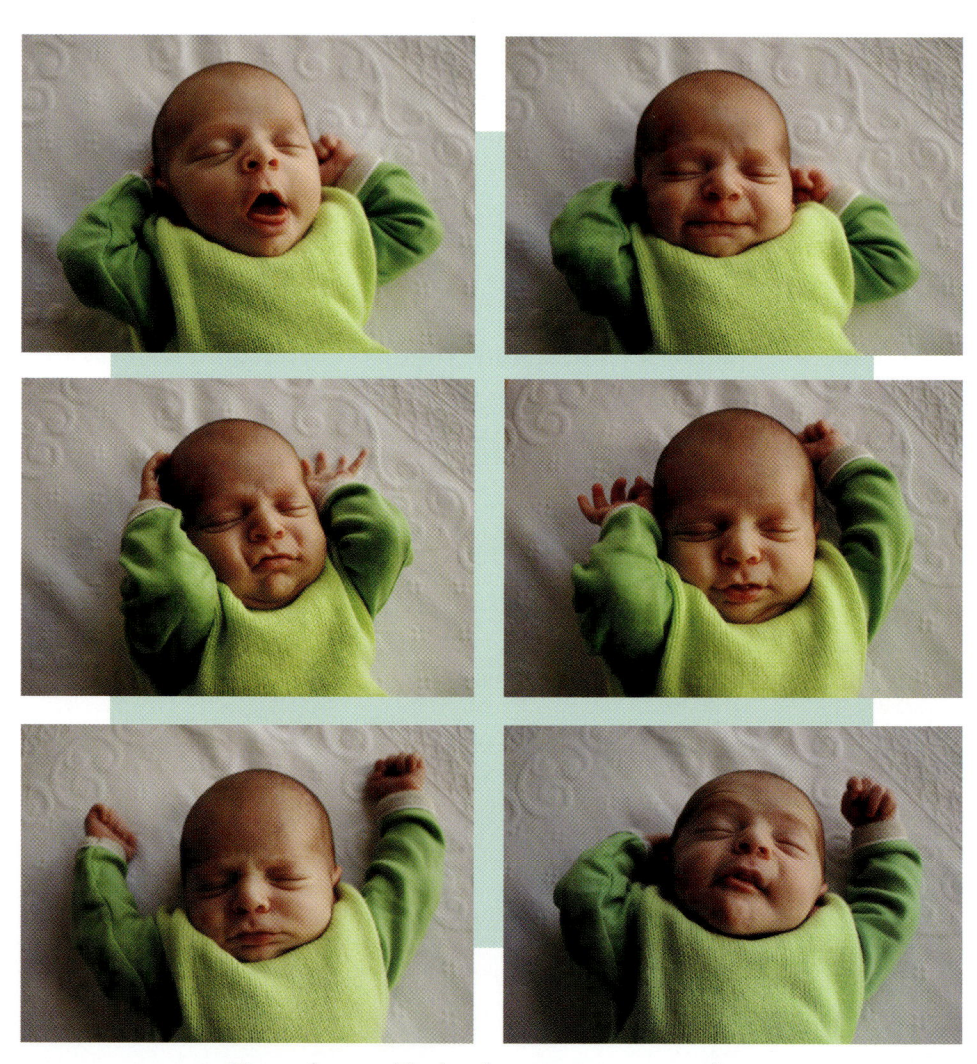

Um recém-nascido de três semanas se espreguiça.

Os MOVIMENTOS REFLEXOS permanecerão na vida do bebê em seus primeiros meses e desaparecerão pouco a pouco, sendo substituídos por movimentos voluntários.

Com um estímulo preciso, a resposta produzida pelo movimento reflexo será sempre a mesma. É como no clássico teste de reflexo do joelho realizado com um pequeno martelo: a resposta saudável será sempre um "chute"!

Para a mãe ou o cuidador, não será necessário testar nem mesmo identificar cada um desses reflexos em seu bebê. Isso ficará a cargo do pediatra.

O que nos interessa é demonstrar de que maneira o bebê percebe seus movimentos e como ele será capaz de transformá-los, partindo de respostas involuntárias e iguais para todos os bebês, até chegar ao controle de seus movimentos, gerando respostas individuais e escolhas pessoais.

É a passagem do **"Algo se move em mim"** para **"Eu sou capaz de mover-me"**; da sensação primitiva do movimento a seu conhecimento e controle (Sheets-Johnstone, 1999, *apud* Haselager e Gonzáles, 2003).

E quanta alegria o bebê sente ao conquistar, controlar e apropriar-se de cada movimento de seu corpo!

O reflexo de sugar pode nos servir como exemplo.

Sempre que um objeto é colocado em contato com a região das bochechas e em torno da boca, o bebê gira a cabeça nessa direção e começa a sugar. Como eu disse anteriormente, a prática desse movimento iniciou-se dentro do útero, provavelmente de forma reflexa, quando o feto fazia seus "exercícios preparatórios" para o mamar. Mas é a partir das inúmeras experiências de sugar, em sua maioria durante a mamada, no bico do seio ou na mamadeira, como também sugando a própria mão, os dedos, a fralda e tudo que passar por perto de sua boca, que o bebê vai, pouco a pouco, poder controlar tal movimento.

Todos esses acontecimentos são registrados no cérebro e reforçados pela repetição. O bebê reconhecerá, pelas sensações repetidas, a ação dos músculos e das articulações envolvidas no movimento, e procurará reproduzir essas sensações em outras situações. Ele também vai observar o efeito causado pelo movimento. Se o objeto alcançado for o bico do seio, ele poderá registrar o prazer de alimentar-se. Se for sua mão, poderá encontrar interesse em sugar; porém, se se trata de algo amargo ou áspero, ele procurará evitá-lo. O bebê repetirá as ações capazes de lhe trazer prazer, segurança e bem-estar. "Ele vai buscar reproduzir as mesmas sensações e, ao final de milhares de tentativas, vai encontrar a sensação provocada pelo reflexo. É desta forma que se constrói o movimento voluntário" (Piret; Béziers, 1971).

Agora começamos a entender a enorme atividade cerebral do bebê descrita no primeiro capítulo. Sua atenção está voltada para todos os movimentos do corpo a fim de poder entendê-los e coordená-los em gestos.

Se nós adultos temos dificuldades em aprender a dirigir um automóvel, imaginem a complexidade da tarefa de aprender a dirigir o corpo humano. Pois o bebê o faz com graça e prazer!

AS PRIMEIRAS ESCOLHAS

Poderíamos provavelmente afirmar que experimentações e repetições em busca de controle representam a primeira forma de brincar. Brincar é a maneira que a criança tem de aprender.

No mamar, por exemplo, à medida que o bebê passa a ter controle da sucção, começam suas brincadeiras: ele experimenta pausas, suga forte, brinca com o bico do seio etc. Grande parte da literatura especializada e das indicações de pediatras afirma que não se deve deixar a criança brincar durante a mamada. Isso se deve possivelmente à necessidade de priorizar a função básica do mamar: a alimentação. Não podemos correr o risco de que os pequenos não estejam bem alimentados. Outro aspecto ligado a essa indicação diz respeito à organização do tempo da mãe. Em nossa vida contemporânea, dispomos de menos tempo e precisamos otimizá-lo. É claro que, se o bebê estivesse com a mãe todo o tempo, como acontece em muitas culturas nas quais as mães amarram seus bebês junto do próprio corpo, eles poderiam alternar a brincadeira e a mamada sem risco.

Quero chamar a atenção para o fato de que não há nada de errado em brincar. Mais tarde, a criança vai explorar e manipular os alimentos sólidos, descobrindo sabores, cores e consistências. O aspecto lúdico da alimentação deve estar presente nessa exploração. Os "bons modos à mesa" deverão ser ensinados em um segundo momento.

Teremos um capítulo sobre o mamar e a alimentação, mas desde já ressalto a importância da brincadeira e do jogo na formação da personalidade da criança e do futuro adulto. Será que nós adultos precisamos ter o controle da situação o tempo inteiro, indicando à criança o que ela tem de fazer? Será que ela deve ser sempre obediente e apenas mamar na hora de mamar, dormir na hora de dormir e assim por diante? Ou será que podemos dar a ela a chance de, vez ou outra (quem sabe muitas vezes), brincar durante essas atividades?

Acredito que os pais, ao perceberem que as escolhas começam a acontecer desde tão cedo, a partir dos primeiros dias de vida do recém-nascido, possam se sensibilizar para o rico universo interior de seus filhos e não inibir seus primeiros atos de vontade, suas primeiras "decisões".

A NOÇÃO DE PERMANÊNCIA

"As coisas mudam, algumas se repetem, mas eu continuo sendo o nenê da minha mãe!"

Outro aspecto que o bebê vive com a repetição involuntária dos movimentos reflexos é a possibilidade de identificar diferenças entre as situações e de perceber a si mesmo como algo que permanece.

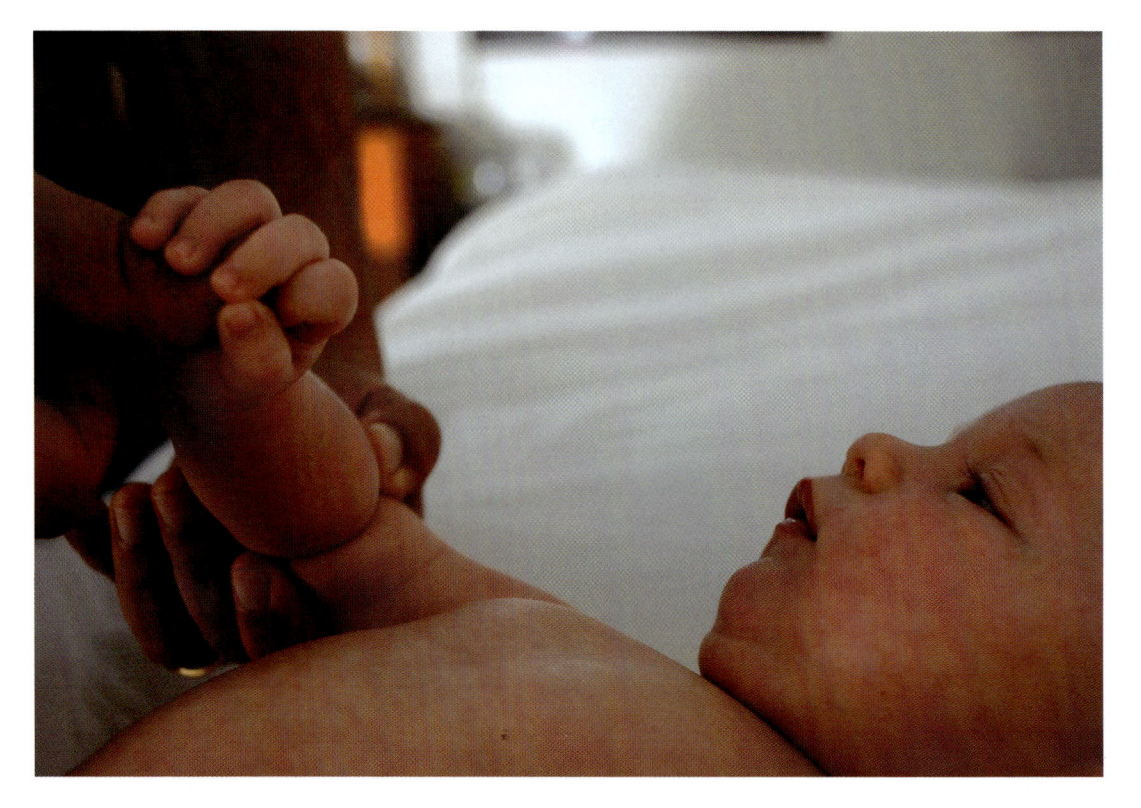

O reflexo de agarrar pode nos servir para ilustrar essa idéia. Também chamado de *grasping*, ele acontece toda vez que algum objeto toca a palma da mão do bebê. A resposta será a de fechar a mão e agarrar o objeto. No entanto, cada vez que a mão se fecha, encontra um objeto diferente que lhe trará emoções diferentes.

"A criança vai diferenciar as sensações da mão, se esta se fecha sobre o seio enquanto ela mama, sobre o dedo de seu pai que lhe dirige a palavra, sobre o chocalho que produz sons ou sobre os lençóis de sua cama no escuro da noite" (Piret; Béziers, 1971).

Aqui, mais uma vez podemos entender o movimento como formador de uma nova camada da consciência de si: **"Eu sou aquele capaz de relacionar diferentes situações e emoções, relacionar a experiência passada à atual e permanecer eu mesmo"**.

Conforme descreve o médico norte-americano Israel Rosenfield (1994), à medida que o cérebro se tornar capaz de organizar os estímulos a que o bebê é submetido em seus primeiros contatos com o mundo, criará padrões de referência para que novos estímulos sejam compreendidos em relação àqueles que já estão organizados. No caso da mão que se fecha, ela encontrará um objeto diferente a cada nova situação. Para tanto, será necessária uma adaptação ao objeto. Será preciso escolher a força muscular, controlar a abertura da mão, o posicionamento articular, bem como o estado emocional que a situação demanda.

O bebê vai então se utilizar das experiências anteriores já organizadas e impressas no cérebro para adaptá-las à nova situação.

A relação entre o novo e o velho produz indícios de **continuidade** e noções de **coerência** da consciência, como nos informa Israel Rosenfield.

OS SENTIDOS

Parece claro que a motricidade está na base do desenvolvimento infantil e é um dos fatores importantes na formação da personalidade da criança. Até este momento, o enfoque deste livro tinha sido o de ajudar o leitor a atribuir novos significados ao corpo da criança e aos gestos infantis. A partir das próximas páginas, o adulto terá a possibilidade de transformar seus próprios gestos em relação à criança.

O corpo se constrói junto com a personalidade. Nossos sentidos participam dessa construção.

Aos cinco sentidos conhecidos (visão, audição, tato, olfato e paladar) foi acrescentado um sexto, a propriocepção, ou seja, a sensação do próprio corpo em movimento. Hoje, encontramos uma quantidade enorme de estudos sobre os sentidos humanos e sobre como eles se desenvolvem em uma complexidade de relações entre si. Dificilmente conseguimos isolá-los; ao contrário, cada sentido, ao ser despertado, estimula imediatamente outro. A integração dos diferentes sentidos é o que nos dá a noção de unidade.

TATO E VISÃO

TATO E VISÃO, no início do desenvolvimento, são sensações complementares e dependentes. A criança precisa tocar o objeto que vê a fim de poder compreender o que ela enxerga. Ao tocar, poderá dar significado às imagens captadas pelos olhos. Noções de profundidade, forma e textura constroem-se simultaneamente à imagem. Só muito mais tarde, a experiência visual poderá ser desconectada da experiência tátil.

É com grande esforço que a criança maior controlará seu impulso de tocar sempre que o adulto lhe indicar: "Olhe com os olhos, não com as mãos!"

Isso quando não acontece de a criança ter de manter as mãos para trás como regra de disciplina. Acredito que hoje em dia não se peça mais isso aos pequenos.

Conforme mencionado anteriormente, o tato participa da percepção do deslocamento do corpo no espaço. A cada nova posição, registramos no cérebro diferentes sensações da pele. Integramos essas sensações àquelas que vêm das profundezas dos músculos, das articulações e dos órgãos de equilíbrio (sistema vestibular) também. Todas essas sensações serão associadas às imagens captadas pela visão e às informações sonoras captadas pela audição.

À medida que andamos, por exemplo, podemos ver nosso gesto, regular nosso equilíbrio, observar as mudanças na paisagem, examinar nosso deslocamento e confrontar essas informações com as sensações correspondentes na pele, nas articulações e nos músculos. Tudo isso compõe uma unidade que é integrada pelo cérebro. A percepção dessa complexidade é global: "Eu ando".

Isso serve para todos os gestos: esticar o braço, agarrar, puxar, levantar, sentar, correr etc., tudo será registrado de maneira complexa e percebido por nós como gestos integrados.

AUDIÇÃO

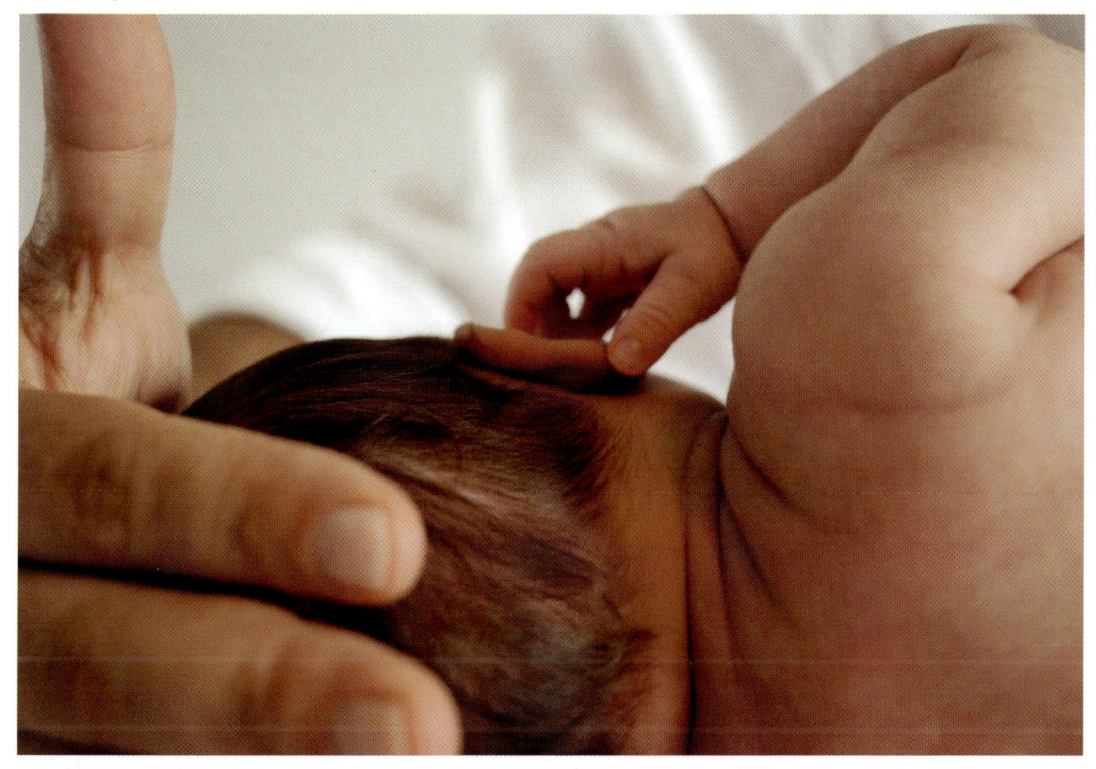

As SENSAÇÕES AUDITIVAS também permitirão ao bebê perceber-se e diferenciar-se do mundo. Saído do ambiente uterino, rico em estímulos sonoros – com todos os barulhos do corpo da mãe e os captados do lado de fora e filtrados pelo líquido amniótico –, o recém-nascido vai conhecer o mundo a seu redor por intermédio dos sons.

É evidente que seu som preferido é a voz da mãe. Conforme ele escuta esse som sublime para seus ouvidos, o cérebro registra emoções e, ao mesmo tempo, toda a excitação é expressa na agitação de seu corpo. A isso se somam os sons que ele mesmo é capaz de produzir: a risada, os gritos, os ronronares.

Devemos falar sempre com o bebê. Contar a ele o que vai acontecer em sua rotina durante a troca, por exemplo. Ele associará o fluxo da voz ao calor das mãos cuidadosas. Devemos conversar também na língua do bebê, a prosódia ou o "manhês". Repetir os sons que ele sabe fazer, entoar canções de ninar, bem como falar com ele utilizando palavras corretas da fala adulta. Nesses momentos de seriedade, o pequeno parece prestar grande atenção.

Penso que os momentos de silêncio também sejam necessários. Muitas vezes, a intensidade do olhar e o calor do toque sustentam a relação entre o adulto e a criança. A entrega a esses momentos silenciosos pode conduzir mãe e bebê a um relaxamento capaz de envolvê-los em profunda conexão. Não devemos então desviar essa atenção falando sem parar.

A audição permite que o bebê represente o mundo: o som que aconteceu perto, o som que está longe, o som conhecido, o divertido, o que assusta, o que acalma, o do banho etc.

Esse sentido é capaz de representar toda uma situação e evocar memórias sensoriais. Ao ouvirmos o som de determinada cena conhecida, podemos reconstituí-la mentalmente em cheiros, sabores, imagens visuais, imagens de movimento e emoções. Isso quer dizer que já há uma representação mental das sensações.

Toda vez que uma sensação alcança o nível de representação mental, chamamo-na de percepção.

Percepção é a sensação inscrita na mente que pode ser reproduzida pelo pensamento.

À medida que o bebê experimenta sensações, vai construindo a memória de suas vivências e, conseqüentemente, seu pensamento. Os sentidos também construirão a noção de limites entre o que acontece dentro e fora do corpo. A percepção é simultânea.

TATO

Parece evidente que o tato exerça um papel fundamental na construção dos limites e do contorno do corpo, pelo contato da pele com o mundo externo e pela alta sensibilidade desse órgão. "O acontecimento do nascer traz para a criança uma experiência de massagem e estimulação generalizada da pele durante as contrações maternas e a expulsão para fora do envelope vaginal dilatado para as dimensões do corpo do bebê" (Anzieu, 2000, p. 86).

Sabe-se que essas estimulações táteis vão colaborar na ativação dos sistemas respiratório, digestivo e circulatório, e que elas certamente têm importante papel no despertar dos limites de um corpo que até então se encontrava imerso em meio líquido, pouco diferenciado.

A maior parte dos mamíferos lambe a cria após o nascimento.

Nós podemos massagear nossos bebês, principalmente aqueles que não viveram a experiência do parto normal. Os nascidos de cesariana precisarão ainda mais de nosso toque, da massagem e de algum tipo de contenção no colo, para que possam "exercitar" os limites de seu corpo.

A INTEGRAÇÃO DOS SENTIDOS: DENTRO E FORA

A visão e o tato são sensações que nos indicam o que se passa fora, no meio externo.

A audição informa tanto o que acontece fora do corpo, os sons do mundo, quanto dentro, os sons do próprio corpo: o batimento cardíaco, os barulhos do aparelho digestivo e da respiração, os sons da garganta e da boca, os sons produzidos pelas cordas vocais etc.

O olfato ligado à respiração traz o mundo de fora para dentro. Esse sentido também é capaz de evocar os outros: o cheiro da comida no fogo, o cheiro de terra molhada etc.

O paladar também será um sentido utilizado pela criança para conhecer o mundo. Tudo passará pela boca.

O bebê experimenta o sabor da fruta, sua consistência, observa sua cor e percebe a presença cuidadosa da mãe, que não permite que ele se engasgue com pedaços pequenos.

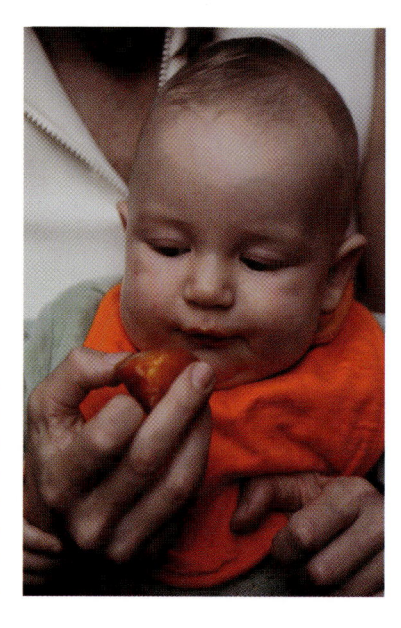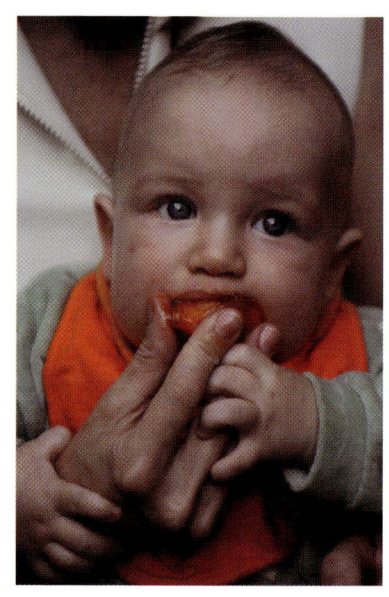

Todas as sensações são integradas pela criança junto com o movimento e com a percepção de seu corpo no espaço. É a noção do aqui e agora: **"Estou sentado no meu cadeirão e, neste exato momento, sinto o cheiro da comida, observo a movimentação dos adultos em torno do alimento, percebo o aumento de salivação na boca, ouço os barulhos do estômago, sinto a agitação dos braços e das pernas: tenho fome!"**

Perceber o que se passa dentro e fora do corpo é uma tarefa de integração. A criança muitas vezes se utiliza de jogos e brincadeiras em busca dessa consciência.

Desde muito cedo, os bebês gostam das brincadeiras de esconder. Há muitos significados para esses jogos. Penso que um deles seja a possibilidade de viver a experiência interna, desligando-se do que acontece fora para, em seguida, recuperar o mundo externo. Dentro e fora podem ser percebidos simultaneamente, formando uma unidade.

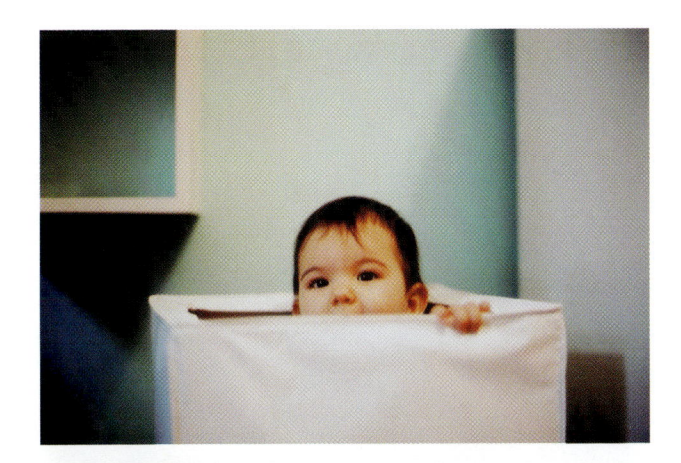

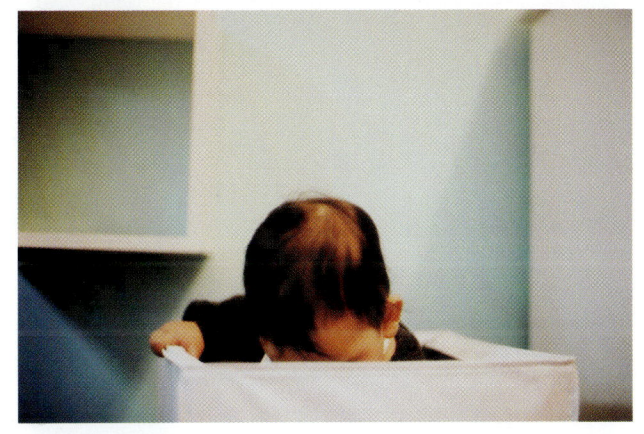

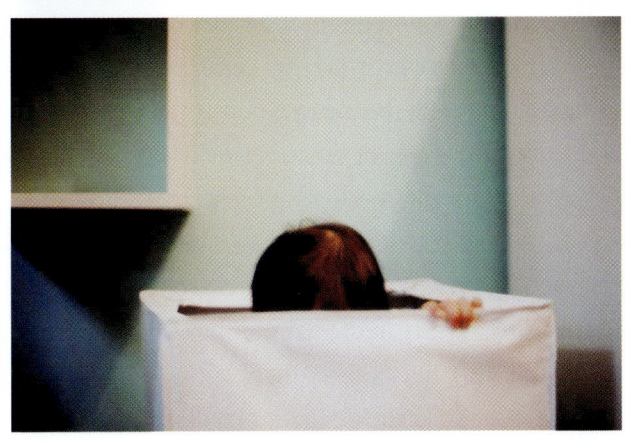

OS SENTIDOS E A RELAÇÃO COM A MÃE

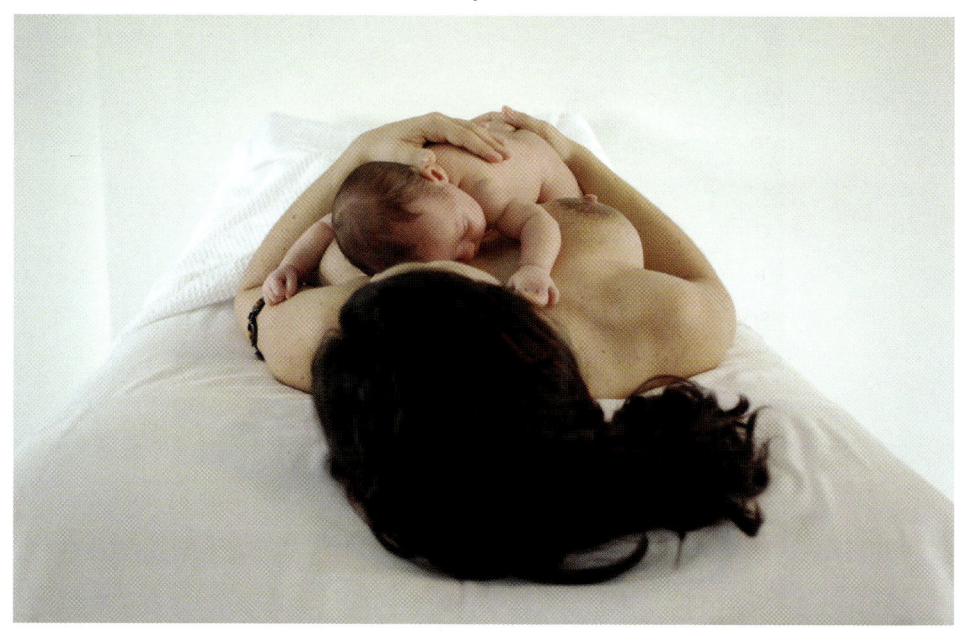

O SER HUMANO CONSTRÓI-SE com base nas relações que estabelece com outros humanos. O prazer de evoluir e realizar-se depende da possibilidade de estabelecer vínculos de amor e de cuidados.

Todo bebê quer ser desejado. Essa deveria ser uma condição básica, uma premissa para a procriação. Infelizmente, nem sempre o é.

Entretanto, como disse nos primeiros capítulos deste livro, os pequenos nascem com alta capacidade de sedução e comunicação. Ao olharmos um recém-nascido, somos inundados por emoções de apego. Muitas vezes, também somos tomados por um grande medo de não sermos capazes de cuidar dessa criança e de amá-la, o que gera sentimentos negativos. A maternidade e a paternidade nem sempre representam um "mar de rosas". Relacionar-se pode ser difícil, demandar muito investimento emocional e persistência. Junto com o bebê, porém, costuma vir uma grande força vital para os pais, bem como o desejo de realizar a tarefa de criar, de fazer crescer.

Do ponto de vista do recém-nascido, inicialmente tudo é confundido com a figura da mãe (incluindo aí o pai, os irmãos, os cuidadores etc.). "Durante os três primeiros meses de vida do bebê, supomos que ele ainda não pode, a não ser muito fugazmente, fazer distinção entre seu corpo e o da mãe. Devemos supor também que ele ainda não pode saber que seus sentimentos íntimos são seus mesmo, estão dentro dele. Pode muito bem parecer-lhe que, quando está irritado, o mundo inteiro está zangado" (Osborne *et al.*, 1982, p. 57).

O estado indiferenciado vivido no útero vai, pouco a pouco, transformar-se e, então, ele será capaz de diferenciar cada membro da família.

A comunicação inicial da dupla mãe–bebê é intensa. Uma ligação orgânica e sensorial tende a acontecer para que a mãe possa assumir e responsabilizar-se por seu papel de cuidadora, atendendo o melhor possível às necessidades do bebê. A mãe se utiliza de seus estados sensoriais: sente a temperatura do bebê com a própria pele (melhor do que qualquer termômetro), sente o cheiro de seu "amorzinho" fungando por todo seu corpo, sente o cheiro de suas fezes e pode até dizer se ele teve ou não dor de barriga e se o cocô está "bom". É capaz de dizer se ele está com frio ou calor, acorda no meio da noite com o mais leve ruído (um mínimo choro) e por vezes sente que o pequeno acordou antes mesmo que ele dê sinal. A respeito do choro, ela pode chegar a identificar diferentes tons e definir diferentes tipos de choro.

Toda uma sintonia pode se estabelecer entre os dois. Não é uma regra, isso varia de mãe para mãe, de filho para filho, mas existe uma tendência nesse sentido.

Entretanto, mesmo as mães mais sensíveis e conectadas não sabem, em determinados momentos, exatamente o que se passa com seu bebê, e sentem-se a pessoa menos capacitada para cuidar dele. Nessa hora, é preciso ter calma, pois se trata de uma sensação dinâmica, que pode se modificar.

Há ocasiões em que a mãe é precisa no cuidado, sabe o que seu bebê necessita e quer, reconhece o choro de fome ou incômodo etc.; no entanto, em outros tantos momentos, ela pode sentir-se perdida.

Algumas situações conhecidas podem inibir a tendência à sintonia. Pode ser o caso de mães que são privadas dos cuidados iniciais de seus bebês, que precisaram ficar em incubadoras ou sob cuidados médicos. Nesses e em outros casos nos quais o vínculo se interrompe, é necessário ajudar mães e bebês a recuperar a confiança mútua e restabelecer o contato amoroso entre si.

O bebê, por sua vez, é capaz de captar os estados interiores da mãe e sua personalidade. Ele se vê a partir dos olhos dela, daquilo que ela pensa sobre ele, do que sente por ele e do que quer que ele seja. Uma mãe confiante e positiva facilitará o desabrochar de seu bebê – mas sabemos que positividade e confiança não são possíveis a todo momento.

Esse estado de sintonia vai se modificar. Trata-se de um processo de evolução tanto da experiência corporal quanto emocional. A ausência e a presença da mãe são percebidas pelo bebê e provocam emoções intensas.

O amor absoluto e o enamoramento sublime vividos com ela podem ser substituídos por zanga, raiva e furor, expressos por meio de choros, enrubescimentos, contorções, esperneios e gritos. É importante acolher os bebês nos sentimentos positivos e nos negativos. Contê-los no colo, embalá-los, acariciá-los, consolá-los com nossa presença física, com tapinhas e nossa voz. Distraí-los ou inibi-los desses sentimentos que, embora difíceis, são necessários: não!

Deixar o bebê chorando sozinho, largado em seu sentimento de abandono, para que ele aprenda por conta própria, acostume-se ou se canse, certamente não me parece uma boa opção. Muitos bebês, por não encontrar respostas para suas expressões de desagrado, acabam tornando-se apáticos, silenciosos, inexpressivos. Alguns podem até demonstrar isso rejeitando o alimento e perdendo peso.

O processo de diferenciação da mãe ocorrerá ao longo da primeira metade do primeiro ano e será vivido pela dupla (criança–mãe) de forma única no que se refere a expressões e tempo.

Nenhuma mãe será capaz de preencher e suprir seu bebê de forma absoluta. É esse vazio criado pela impossibilidade do preenchimento completo, vivido como uma espécie de "desilusão amorosa" pelo bebê, que o impulsiona a evoluir e buscar outras fontes de interesse, descobrir o pai e posteriormente os outros adultos, ir para o mundo.

O BEBÊ E O MUNDO: A EXPLORAÇÃO MOTORA

No conhecimento e na exploração do mundo físico, a primeira lei com a qual nosso corpo tem de lidar é a lei da gravidade. Colocar-se no mundo é equilibrar o próprio peso e conseguir organizar as partes do corpo em um todo coordenado e autônomo.

A criança precisará conhecer o próprio corpo, controlá-lo e utilizá-lo para realizar seus desejos. Cada etapa alcançada no corpo representará uma conquista no plano comportamental.

Descrever as etapas do desenvolvimento motor do bebê, associadas a determinados períodos, pode se tornar uma "armadilha", tanto para pesquisadores quanto para pais e educadores. Nas fotos a seguir, preocupei-me em demonstrar o movimento de cada etapa. Nem sempre os bebês apresentados correspondem exatamente às idades referidas.

Cada criança tem seu ritmo e um tempo próprio para amadurecer. Não devemos apressá-las nem antecipar seus futuros movimentos.

> Uma criança competente não é necessariamente uma criança segura e estável. No sentido inverso, uma criança segura e serena não será necessariamente "um sucesso" em suas performances. Devemos olhá-las para além de nossas expectativas. [...] Existe a criança que nos satisfaz e que nos dá prazer com seus bons resultados e existe aquela que satisfaz a si mesma encontrando segurança e alegria em suas realizações. (Denys-Struyf, 1995, p. 11)

O PRIMEIRO TRIMESTRE

Nos primeiros três meses de vida, as conquistas motoras ocorrem principalmente em torno do controle e fixação dos olhos e da movimentação da cabeça, além da coordenação da sucção, sobre a qual falarei na seção sobre a amamentação.

Há toda uma coordenação a ser conquistada entre os músculos que giram a cabeça e os músculos que regulam a posição dos olhos. O bebê observa o mundo a seu redor.

Essa coordenação permite a ele acompanhar os objetos em movimento. Ao final do primeiro trimestre, ele será capaz de, quando deitado sobre a barriga, levantar a própria cabeça e sustentá-la por algum tempo. Será sua primeira conquista em relação à lei da gravidade. O controle da cabeça é muito importante, pois ali está a maior parte dos órgãos sensoriais (boca, olhos, ouvidos, nariz).

Quanto maior for o controle dessa região, maior será sua capacidade de relacionar-se com os estímulos externos, sejam eles humanos ou sensoriais, como luzes, sons, objetos em movimento, aromas etc.

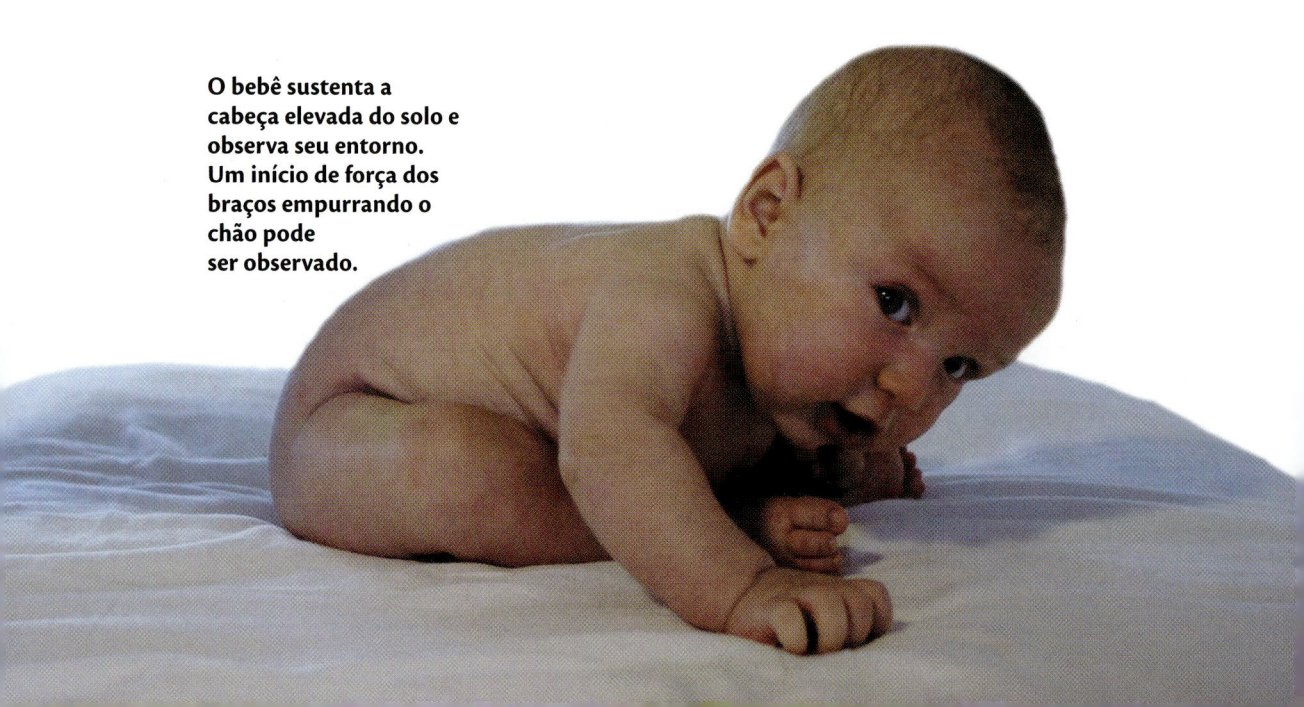

O bebê sustenta a cabeça elevada do solo e observa seu entorno. Um início de força dos braços empurrando o chão pode ser observado.

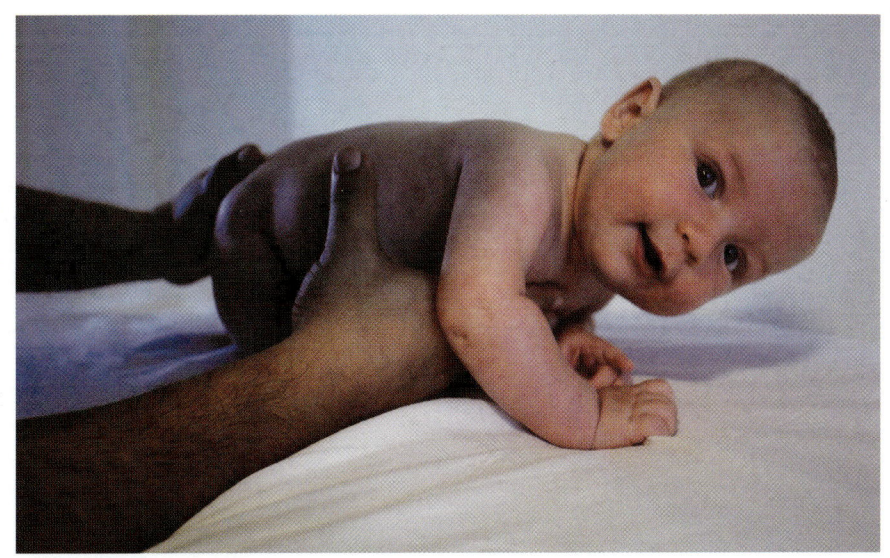

A mão do adulto, em um gesto de cuidado, pode ajudar o bebê a encontrar essa posição, sustentando seu tronco com um apoio no peito e sob o abdômen.

Do ponto de vista da locomoção, desde muito cedo os bebês são capazes de arrastar-se de maneira reflexa, não coordenada, fazendo movimentos de impulso com os joelhos e os artelhos.

Algumas mães se surpreendem de ter deixado seu recém-nascido em uma parte do berço e encontrá-lo do outro lado. Esse é um esboço do arrastar-se coordenado com movimentos de braços e pernas que acontecerá nos meses seguintes.

Ainda no primeiro trimestre, uma grande revolução ocorrerá em duas partes importantes do corpo do bebê: a mão e a boca. Ligados desde a vida intra-uterina, esses dois "centros" vão relacionar-se entre si e com o mundo.

A região da boca do bebê é altamente sensível. Ele chupará tudo que passar por perto, especialmente o próprio corpo (braços, pés e mãos). Brincará com suas descobertas e explorações e experimentará sensações diferentes ao tocar ou chupar seu próprio corpo ou o de sua mãe.

Quando chupa o próprio corpo, o bebê tem sensações simultâneas na região de contato, na mão e em torno da boca, por exemplo. Ao chupar o corpo da mãe, as sensações serão estimuladas principalmente em torno da boca.

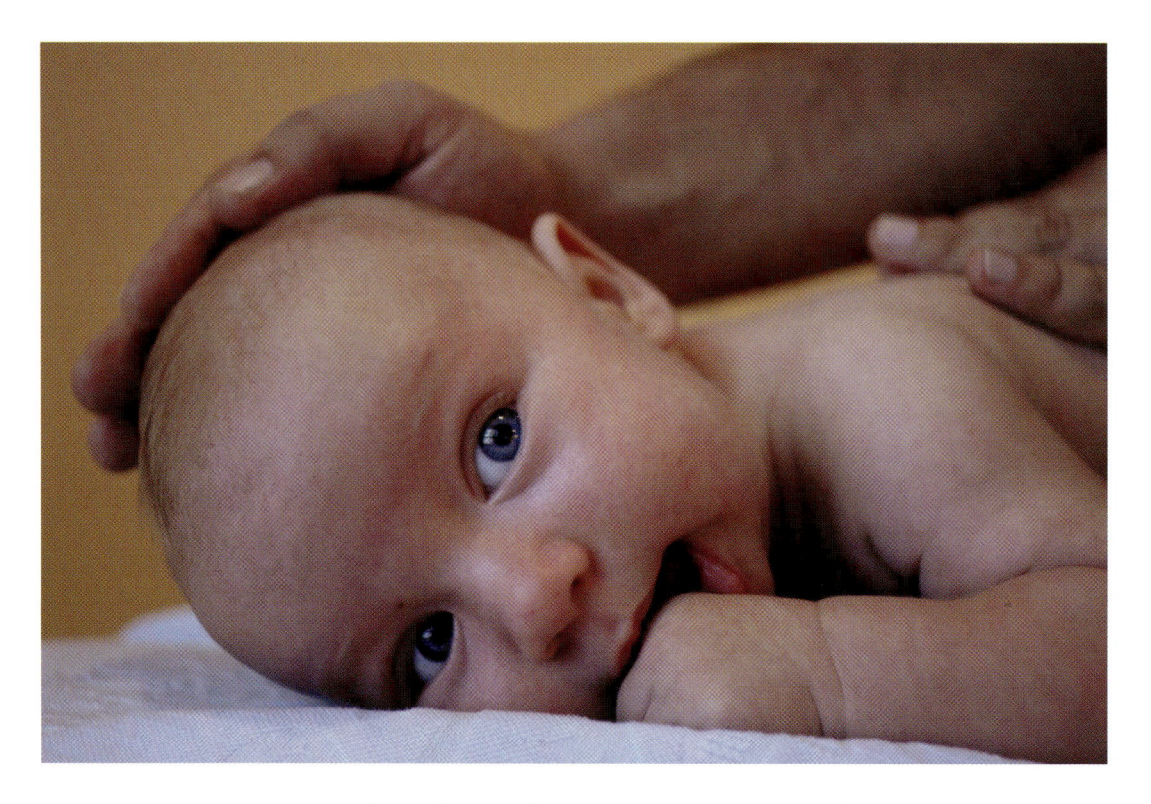

Dessa maneira, ele pode perceber sua mão como parte de seu corpo e o corpo da mãe como diferente do seu.

> Assim se estabelecem os fundamentos para uma consciência de si mesmo, por uma diferenciação entre si próprio e a mãe, e entre as pessoas e as coisas. Porém é só um começo. O bebê deve ganhar muito mais experiência antes de claramente conhecer a mãe como separada dele ou distinguir um objeto de uma pessoa. (Osborne *et al.*,1982, p. 60)

Podemos considerar a mão como uma unidade, um complexo centro de coordenação. A mão ocupa um espaço enorme em sua representação no cérebro. Ela pode nos representar como humanos por ser um órgão único, exclusivo de nossa espécie, e por sua utilização. Sua capacidade de captar informações do meio, funcionando como uma espécie de "antena", tem importância capital no desenvolvimento do bebê.

Mãos e identidade pessoal estarão ligadas profundamente por toda a vida.

As mãos do bebê são muito sensíveis. No primeiro trimestre, elas ganham a liberdade de se abrir e se fechar sob o controle do bebê; ao mesmo tempo, ele aprende a girar a palma para fora, na direção dos objetos e das outras pessoas, ou para dentro, em direção ao próprio corpo.

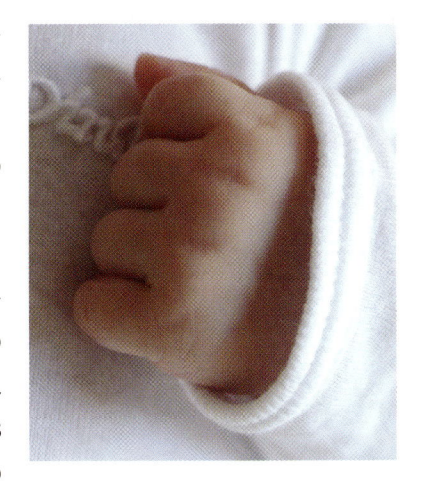

Padrão inicial da mão de um recém-nascido: a mão fechada em torno do centro da palma.

Essa liberdade permite a ele tocar as pessoas, os objetos e a si mesmo, brincando e recolhendo informações capazes de diferenciá-lo de tudo que toca e não é ele: brinca com argolas, tenta alcançar o móbile, brinca com as próprias mãos, com os dedos, com o cabelo da mãe e com partes do corpo dela.

Do ponto de vista da comunicação e expressão, o bebê se comunica com todo o corpo. Nesse sentido, o colo, a maneira como o carregamos, o toque durante a higiene, o banho, os cuidados e a massagem representam para ele formas de comunicação e linguagem. Ele fica atento a todos os nossos gestos.

Outra parte do corpo terá grande interesse para ele: o rosto.

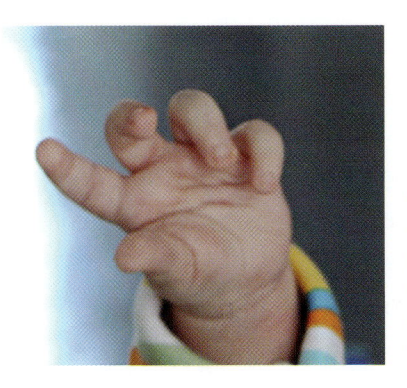

O polegar afasta-se do centro e a mão abre-se, permitindo que sua parte mais sensível, a palma, possa entrar em contato com o mundo ao redor.

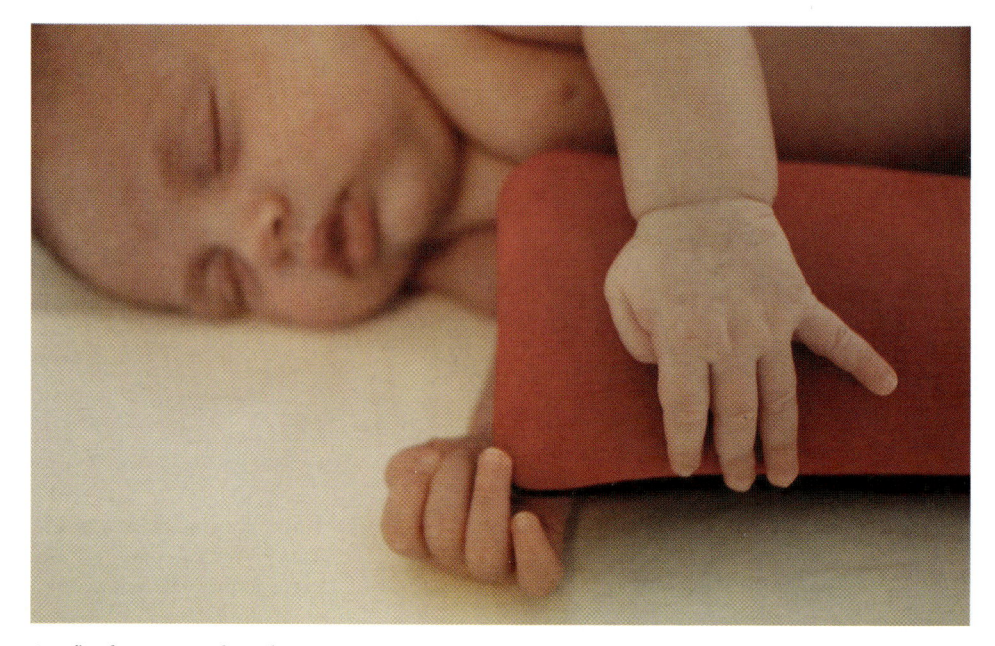

A mão descansa relaxada.

Se o olhar representa "a janela da alma", as expressões faciais permitem ao pequeno encontrar uma forma de comunicar suas emoções e seus estados interiores.

O bebê se interessa pelo rosto humano.

Seu olhar é profundo e encantador, mas algumas vezes difícil para o adulto, por conta da intensidade na qual o bebê está imerso.

Desde muito cedo, podemos identificar uma rica gama de expressões faciais. Muitas dessas mímicas estão também presentes em bebês cegos de nascença, sugerindo que essas estruturas de comunicação facilitadoras do vínculo amoroso não são aprendidas apenas pela imitação. Elas estão à disposição do recém-nascido e serão desenvolvidas na relação de espelhamento com as pessoas ao redor.

Mais do que imitar, o bebê desde muito cedo mimetiza, entra em sintonia com a expressão facial do adulto. E vice-versa: freqüentemente, é o

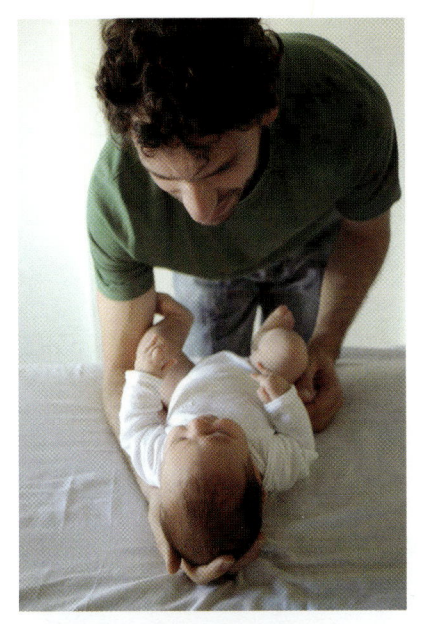

A comunicação papai–bebê. Inicialmente, o olhar sério: a criança franze a testa e observa atentamente. Em seguida, a tensão se desfaz e um clima de cumplicidade ocorre entre os dois. É o início de uma relação.

adulto que vira criança e torna-se um comunicador nato, expressivo, fazendo caretas e palhaçadas.

Pude observar pais extremamente tímidos, formais em suas expressões, transformados em "personagens" na comunicação com seus nenês. Muitos bebês riem, alguns dão boas gargalhadas!

O interessante é como eles observam atentamente nossas expressões. Ao final, não sabemos se somos nós que os imitamos ou se são eles que nos mimetizam. Trata-se de uma saudável simbiose.

Sabemos que muitas das expressões iniciais do bebê são apenas reflexas e independentes de seu controle – que importa? É o começo da comunicação, uma grande brincadeira!

Na foto ao lado, o adulto posiciona o rosto no campo visual do pequeno.

Até esse momento, o bebê não é capaz de sustentar a cabeça por conta própria – aquisição que virá no final do primeiro trimestre e início do segundo. Alguns bebês apresentam esse controle mais cedo: quando carregados em posição vertical, já são capazes de manter a cabeça ereta e firme.

Ao longo do primeiro trimestre, e mesmo até a metade do segundo, quando passa da posição vertical (no colo) para a horizontal (no berço ou trocador) e vice-versa, o bebê necessita dos cuidados do adulto, para controlar a cabeça. Mesmo aqueles bebês capazes desse controle quando carregados em posição vertical encontram dificuldades na passagem de uma posição à outra.

O ADULTO OFERECE UM APOIO PARA A CABEÇA DO BEBÊ

Uma boa dica para esse gesto é girar levemente o corpo do bebê para um lado e passar a mão por baixo de sua cabeça. Em seguida, voltar a deitá-lo de barriga para cima, com a cabeça apoiada sobre a mão do adulto.

Com a mão direita, o adulto segura o braço e a mão direita do bebê e gira seu corpo para o lado esquerdo. O bebê, que estava deitado sobre as costas, fica deitado sobre o lado esquerdo do corpo. Em seguida, o adulto coloca a mão esquerda sob a cabeça do bebê e gira-o de volta à posição inicial.

Podemos iniciar o movimento a partir do outro lado, trocando a posição das mãos.

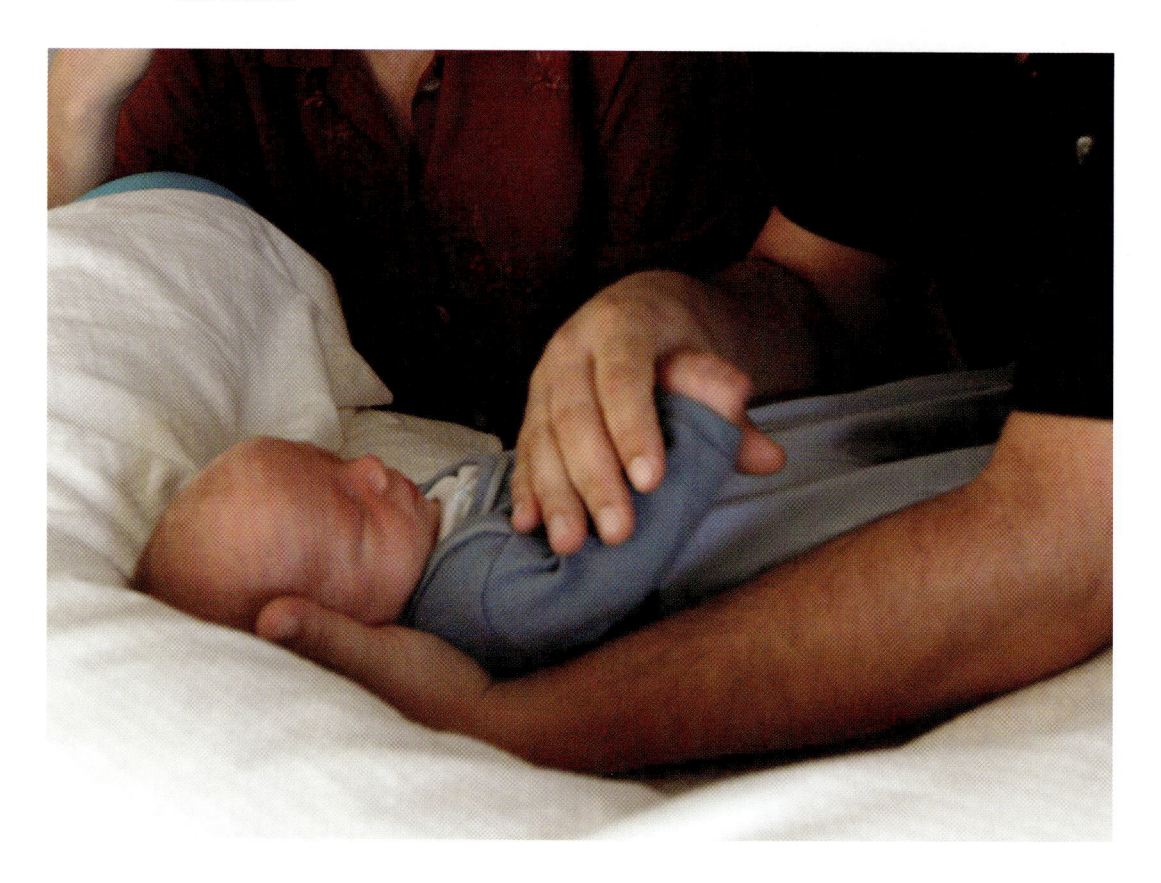

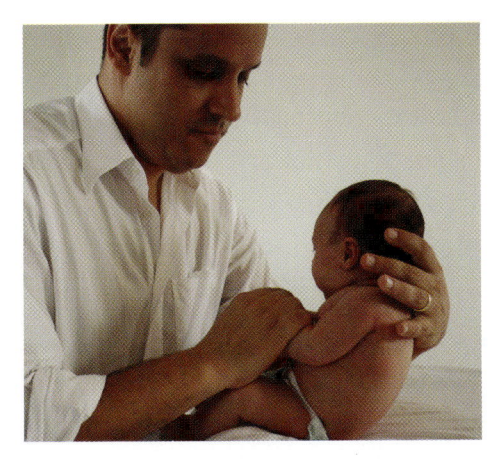 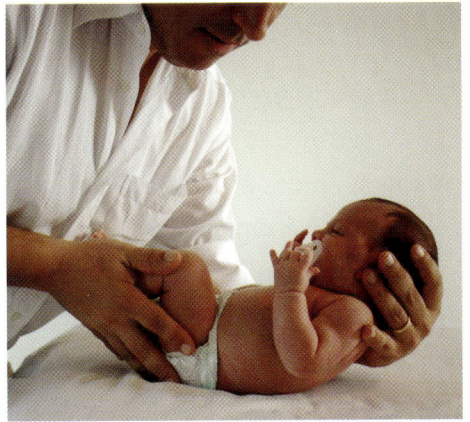

Na passagem da posição vertical (no colo ou sentado com apoio) para a horizontal, o adulto sustenta a cabeça e a parte superior das costas do bebê, mantendo-o agrupado e, pouco a pouco, inclinando o corpo do pequeno com o apoio da superfície.

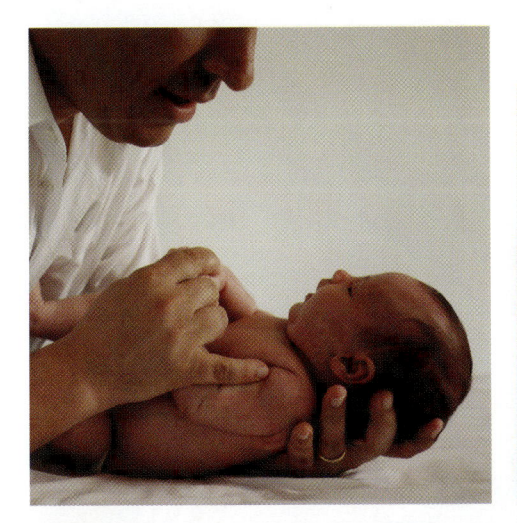 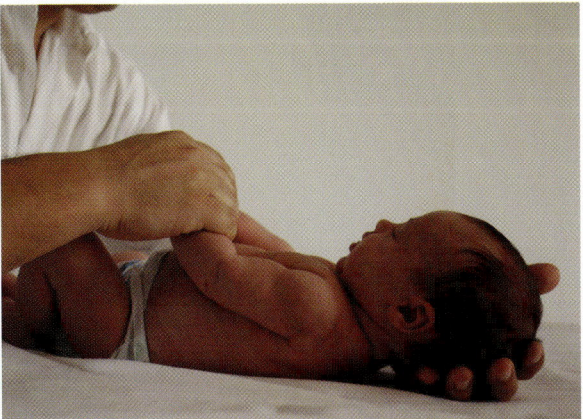

Uma mão do adulto segura as mãozinhas do bebê, unidas na frente do corpo, enquanto a outra desliza lentamente por trás do crânio, acomodando sua cabeça e organizando-a na linha central do corpo. Observem como o bebê encontra um apoio no corpo do adulto para empurrar os pés. Com a ajuda desse apoio, ele empurra os pés e se estica, alongando todo o tronco.

O SEGUNDO TRIMESTRE

No SEGUNDO TRIMESTRE, o bebê inicia uma nova experiência do corpo no espaço.

A partir do quarto mês, o bebê é capaz de controlar seus movimentos com mais autonomia. A luta contra a força da gravidade ganha uma nova etapa. Agora ele é capaz de **afastar-se do solo** empurrando os antebraços. A cabeça pode girar para todos os lados, ao passo que os braços serão responsáveis pela manutenção da posição. Iniciam-se os movimentos de **rastejar**. Alguns bebês rastejam para a frente, enquanto outros rastejam para trás.

Uma vez conquistada a capacidade de empurrar os braços contra o solo, o bebê se utilizará da lateralidade do corpo e, impulsionando o chão com um braço, fará seu corpo girar para o lado oposto. Inicia-se o **rolamento**.

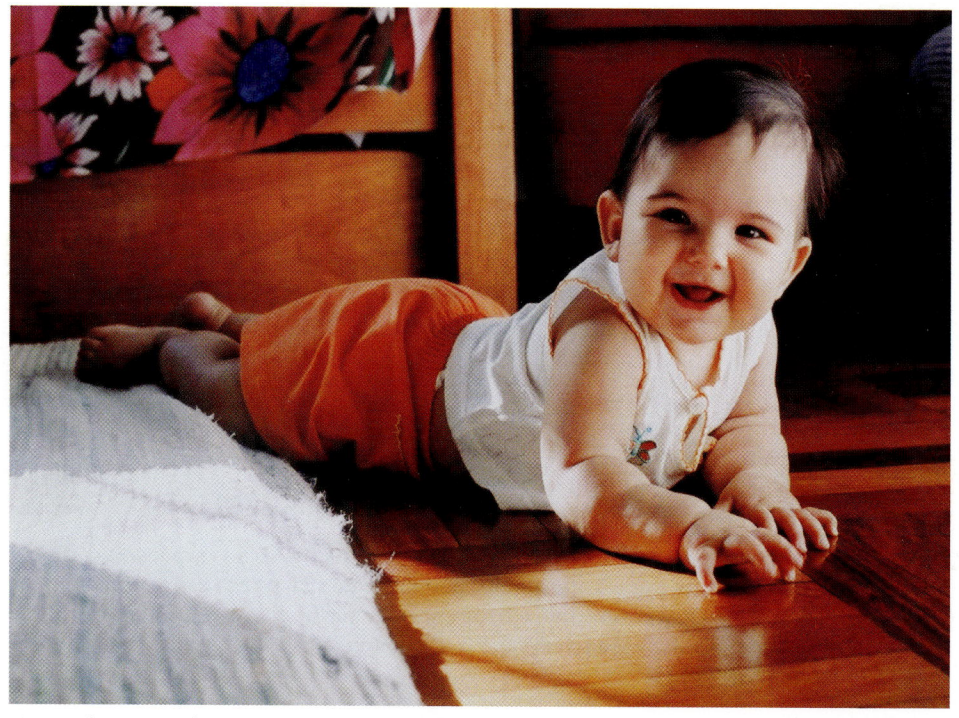

Os antebraços apóiam-se no chão e o bebê é capaz de sustentar a parte alta do tronco.

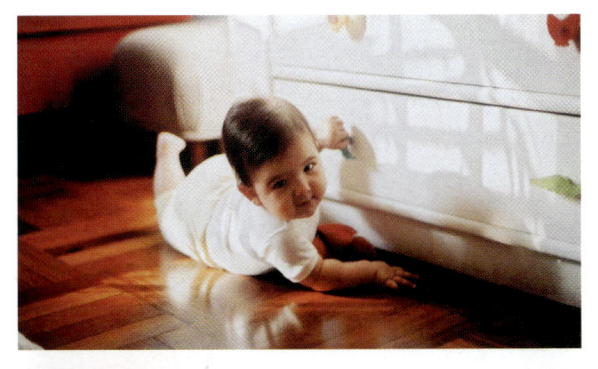

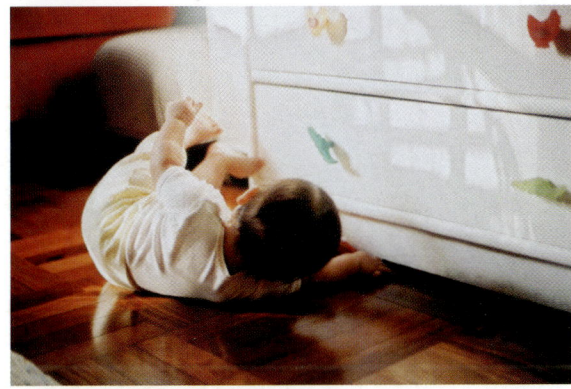

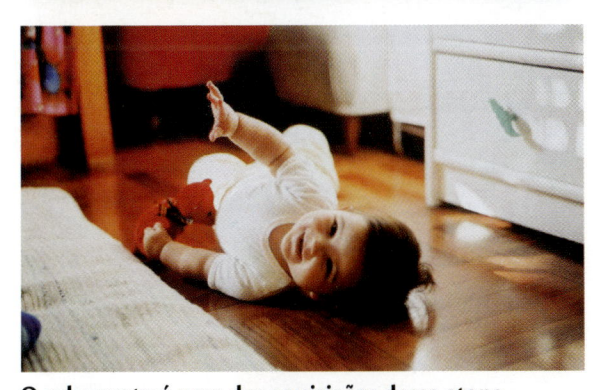

O rolamento é uma das aquisições dessa etapa. O corpo gira, rolando lateralmente, mantendo a organização em torno de seu centro. Os músculos anteriores do tronco garantem o enrolamento da cabeça e da bacia ao redor do umbigo. Ocorre um pequeno grau de rotação entre a bacia e os ombros para dar início ao movimento.

O rolamento não acontece como um bloco. Há sempre um componente de rotação entre o tronco e a bacia. Esse componente rotatório é menos evidente no primeiro trimestre, ganhando expressão com o controle do bebê a partir do segundo.

No segundo trimestre, o bebê também será capaz de controlar o movimento dos braços e **alcançar** os objetos. Ele controla a abertura da mão e a possibilidade de fechar a palma sem levar os dedos. Com isso, passa a **agarrar** voluntariamente os objetos. Já resiste quando querem tirar dele um brinquedo. Sua coordenação visual também lhe permite calcular o momento exato no qual a flexão da mão deve ocorrer. Antes desse controle, em inúmeras tentativas sua mão fechou-se em um tempo inadequado, impedindo-o de agarrar o objeto e frustrando sua conquista.

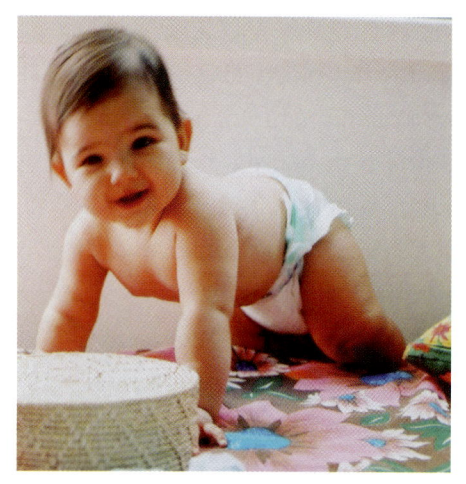

O bebê empurra o chão com os braços e as pernas, e, utilizando os músculos anteriores do corpo em equilíbrio com os músculos posteriores, afasta-se do chão, balançando o corpo para a frente e para trás, preparando-se para o engatinhar.

Ele também é capaz de impulsionar o chão com os braços e as pernas, e, contraindo os músculos abdominais, **afastar-se do solo**, preparando-se para os deslocamentos. Ao mesmo tempo, o bebê desenvolve com maior controle a habilidade de arrastar-se, começando seus primeiros deslocamentos dirigidos no espaço.

A partir do sexto e do sétimo mês, ele será capaz de **sentar-se**, inicialmente apoiado e em seguida por conta própria. Sentado, ele consegue alcançar os objetos que o rodeiam, escolher os de que gosta, rejeitar os que não quer.

Nos planos psíquico e comportamental, uma grande revolução ocorre nesse momento. O horizonte se amplia ainda mais. Ele terá a primeira imagem de si como uma totalidade. Pode enxergar as mãos, os pés, o próprio umbigo, o corpo em movimento e, ao mesmo tempo, a ação da mãe independente de sua vontade e controle.

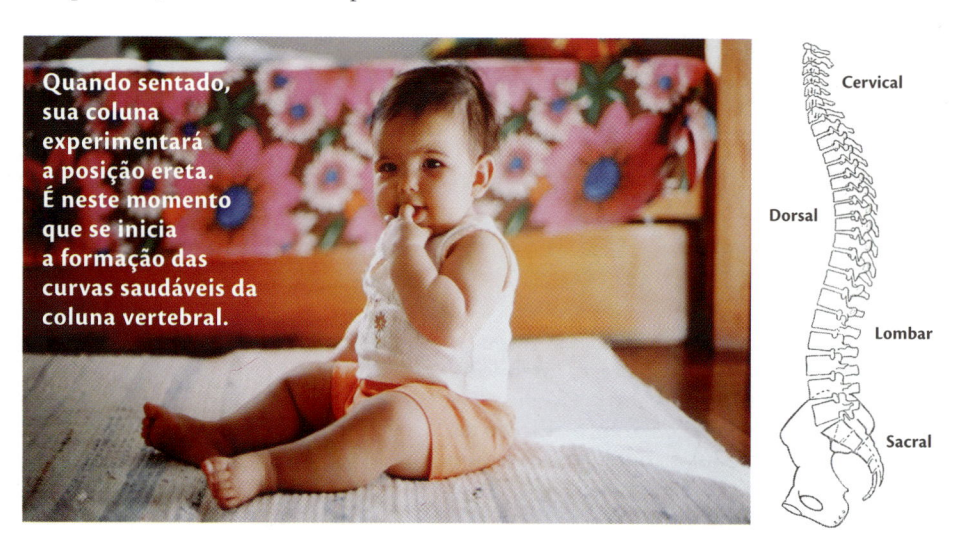

Quando sentado, sua coluna experimentará a posição ereta. É neste momento que se inicia a formação das curvas saudáveis da coluna vertebral.

Um choro sentido, triste e melancólico passa a fazer parte do repertório de suas emoções expressas. Agora, o bebê não reage mais de forma tão descontrolada diante da ausência da mãe. Ele não pode tê-la por inteiro e a consciência dessa falta parece formar um sentimento de saudade e nostalgia. Porém, essa "dor" o faz crescer, lançando-o mais uma vez na busca de novas conquistas. A relação com o pai passa a ter importância capital a partir desse momento.

A PRESENÇA DO PAI

MUITOS ESTUDOS E OBSERVAÇÕES do comportamento infantil parecem concordar que, em torno do sexto mês, o bebê percebe, reconhece e se interessa pelo pai de forma diferente. Isso não quer dizer que a participação e a presença do pai não tenham sido importantes antes disso.

Tenho observado em minhas palestras e cursos um número crescente de homens interessados em conhecer e se aproximar de seus filhos desde o início. Bem-vindos!

Algumas maternidades que desenvolvem o programa de "mães-cangurus", aproximando bebês prematuros do calor do corpo da mãe, têm espaço para "pais-cangurus" também, com excelentes resultados.

As relações dentro da família vêm se transformando, possibilitando novas atitudes no que diz respeito aos papéis desempenhados por seus membros. O que precisamos levar em consideração na formação do relacionamento entre pai e bebê são os fatores humanos e as condições circunstanciais que possibilitam o vínculo entre eles.

Inúmeros fatores podem facilitar ou dificultar essa aproximação, a começar pelo temperamento do bebê – alguns bebês são mais "fáceis" do que outros para entrar em contato. O temperamento do pai também conta: há pais tímidos, que se sentem inadequados; outros que atribuem à mulher os cuidados iniciais e só se deixam envolver pelos pequenos quando estes crescem um pouco.

Há ainda os pais que têm facilidade em lidar com seus bebês, mostrando-se comunicativos e espontaneamente dispostos a fazer contato.

As atitudes da mãe, o quanto ela está aberta à participação do pai nas atividades da rotina do bebê, também influenciam. Algumas mães são bastante possessivas com seus filhos, abrindo pouco espaço à participação do pai.

Além de tudo isso, coloca-se o fator tempo. É fundamental que pai e bebê se encontrem em momentos importantes de reconhecimento mútuo. A presença significativa se dá pelo toque, pelo olhar, pela conversa (prosódia), e pode ocorrer durante as atividades da rotina do bebê, como no banho, na troca de fraldas, ou em outras situações de relação, a exemplo do brincar e do colo. **É importante que os dois, desde cedo, possam estabelecer formas próprias de comunicação, de brincadeiras e companheirismo.**

Para o pai que trabalha muito, é preciso, de tempos em tempos e na medida do possível, encontrar algumas brechas na agenda a fim de que ele e o bebê possam estar juntos. Flexibilizar os horários do bebê também pode facilitar esse contato.

Ainda assim, para os momentos nos quais a presença física não é possível, o pai pode participar indiretamente, acompanhando a evolução do filho por intermédio dos relatos da mãe sobre as conquistas diárias do pequeno.

Direta ou indiretamente, a presença do pai é de grande importância desde sempre e principalmente a partir do segundo trimestre.

O que há de novo para o bebê é a possibilidade de distinguir a figura do pai em relação à da mãe, e a de ambos em relação a si.

Trata-se de uma nova situação de relacionamento. É a inclusão de um terceiro elemento, criando novas dinâmicas na constituição da personalidade do bebê. Os irmãos (bebês adoram crianças mais velhas), os avós, os tios e os outros adultos que participam de sua vida serão compreendidos com base nessa nova perspectiva.

O TERCEIRO TRIMESTRE

PARA ALGUNS BEBÊS, arrastar-se é uma eficiente forma de deslocamento no espaço.

Em torno do sétimo, oitavo e nono mês, eles se preparam para engatinhar. Alguns farão a passagem do arrastar-se para o engatinhar, enquanto outros podem passar diretamente da posição sentada à de engatinhar, sem passar pelo arrastar-se.

Em ambas as modalidades, o adulto pode colaborar preparando o ambiente.

Antes de tudo, é fundamental que a criança possa explorar o chão. A casa deve estar preparada, à prova de bebês: os objetos perigosos para eles (como os pontiagudos, as quinas dos móveis, as tomadas, entre outros) ou valiosos para a família não podem ficar por perto.

O piso deve ser suficientemente seguro e firme para garantir apoios e proteger o bebê no caso de quedas – vale lembrar que alguns tombos e "galos" na testa são praticamente inevitáveis.

Comumente, ao tentar proteger os bebês das quedas, cometemos o erro de forrar o chão com lençóis e cobertores, ou mesmo colchonetes que desli-

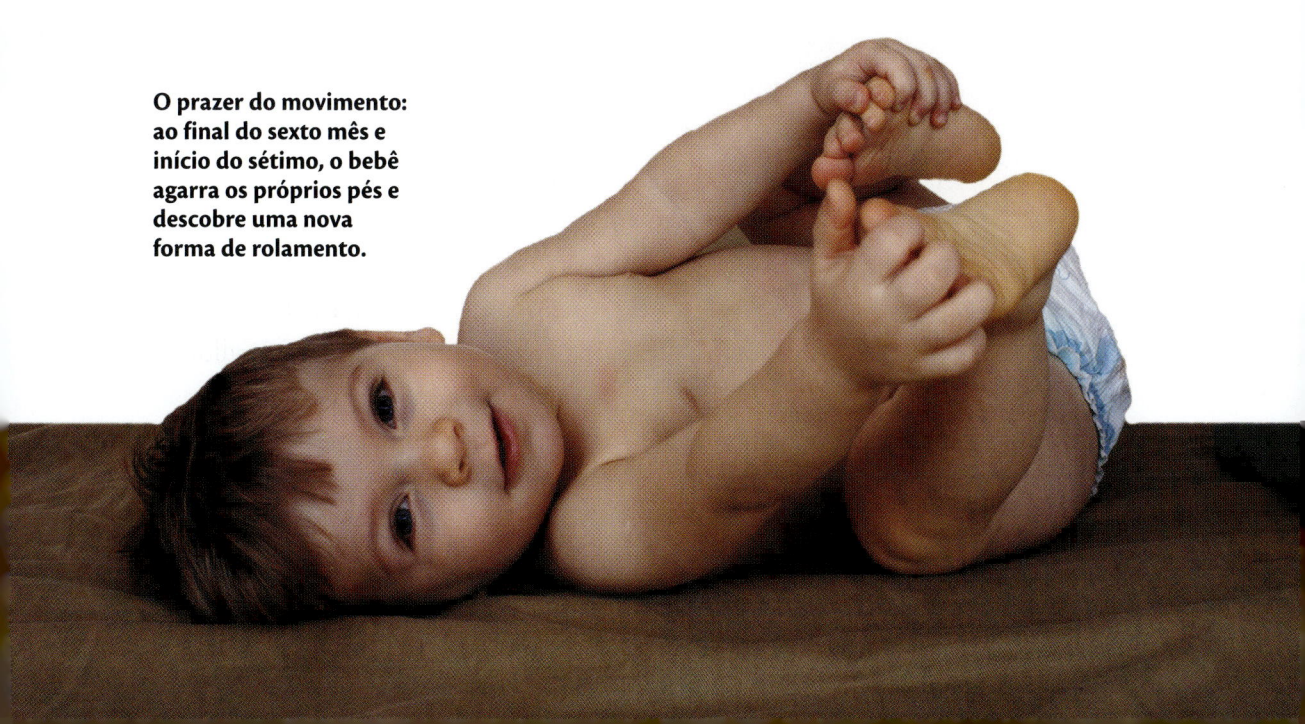

O prazer do movimento: ao final do sexto mês e início do sétimo, o bebê agarra os próprios pés e descobre uma nova forma de rolamento.

zam. Com isso, os pequenos "patinam" e têm grande dificuldade de usar os apoios e os impulsos necessários ao deslocamento.

Os pisos apropriados para a fase inicial dos deslocamentos são aqueles que garantem firmeza e segurança para o bebê, como: carpetes, colchonetes emborrachados, tapetes firmes, forros vinílicos comuns em quartos infantis, entre outros.

Uma vez conquistada maior segurança no arrastar-se e no engatinhar, a casa abre-se para a exploração do espaço, e aí valem os outros pisos e revestimentos, a exemplo do piso de madeira ou cerâmica.

O QUARTO TRIMESTRE

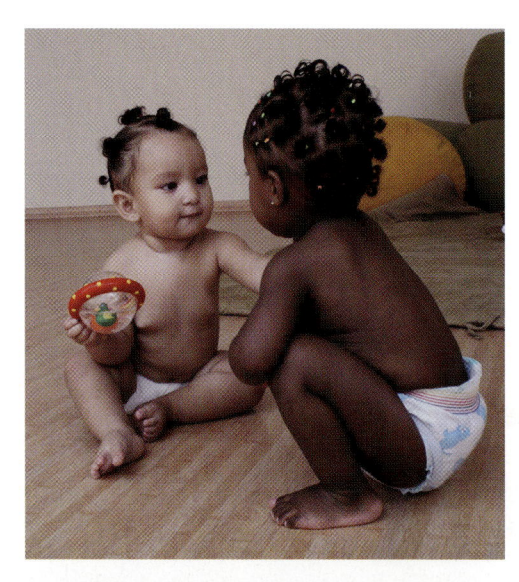

A criança posicionada no lado esquerdo da foto está sentada com autonomia suficiente para segurar um objeto e, com a outra mão, tocar a amiga. A criança da direita já está em um estágio motor mais avançado, em posição de cócoras.

O DÉCIMO, 11º E 12º MESES serão marcados pelos deslocamentos no espaço e pela conquista da posição ereta.

Do arrastar-se até o engatinhar, um grande trabalho motor ocorrerá, promovendo uma intensa atividade cerebral.

A posição sentada, uma vez conquistada com segurança (é preciso que o adulto saiba aguardar até que isso aconteça), abre um campo de exploração para as atividades que dependem da liberdade das mãos e da coordenação da mão e do olhar. Essa autonomia possibilita à criança partir para o **engatinhar**. Vejamos como:

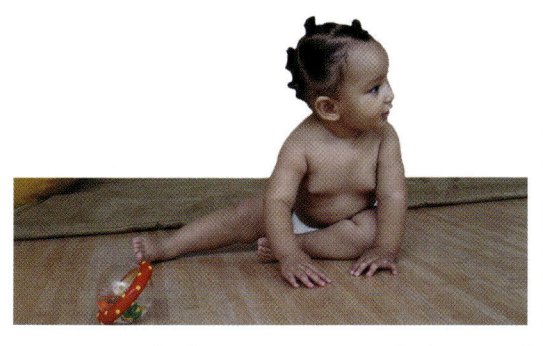
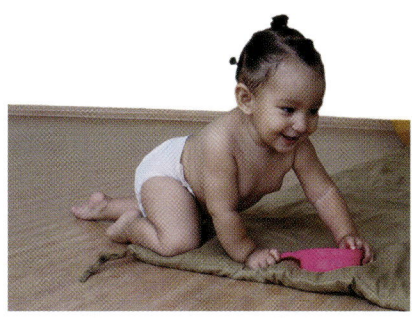

Partindo da posição sentada, há um deslocamento do peso do tronco sobre os braços e a perna esquerda. Assim, dá-se a passagem à posição de quatro, de forma dinâmica. O deslocamento de "gatinho" ocorre normalmente da posição sentada.

A criança passa para a posição de quatro apoios. Para isso, foi necessário recolher as pernas dobradas em flexão embaixo do abdômen e manter a bacia em enrolamento.

Uma vez conquistada a posição de quatro, a criança experimenta um balanço para a frente e para trás até que se sinta suficientemente segura para tirar uma mão do chão. Com uma mão fora do chão, o apoio passa para três bases, o equilíbrio se torna dinâmico e o bebê desloca-se no espaço.

Assim que conquista o engatinhar, a criança vive uma espécie de euforia ao descobrir sua autonomia de deslocamento, associada à possibilidade de manter seu olhar no espaço, distante da situação na qual o rosto estava colado no chão.

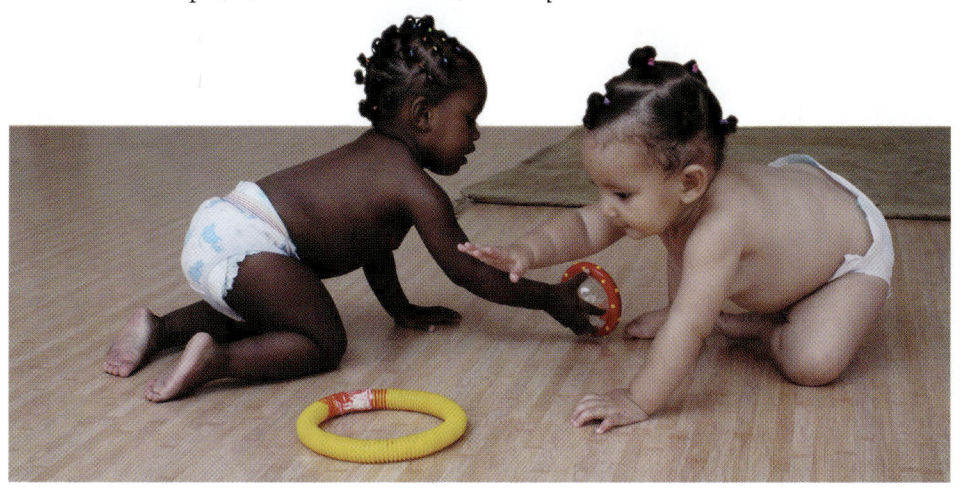

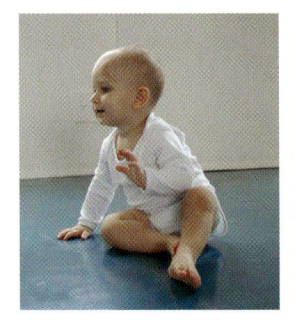 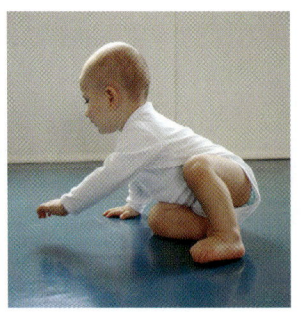 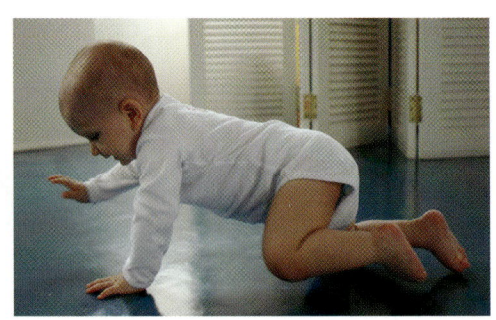

Passagem da posição sentada para o engatinhar.

Nesse momento, os pais costumam passar por um sentimento ambíguo: de felicidade, por ver seus filhos deslocando-se com facilidade; e de perda, por vê-los partindo para o mundo pela primeira vez.

Contudo, o impulso de evoluir continua mobilizando a criança para novas conquistas. Depois de viver plenamente a posição de quatro apoios (gatinho), a criança quer conquistar a posição ereta.

Essa passagem se dá normalmente a partir da posição sentada.

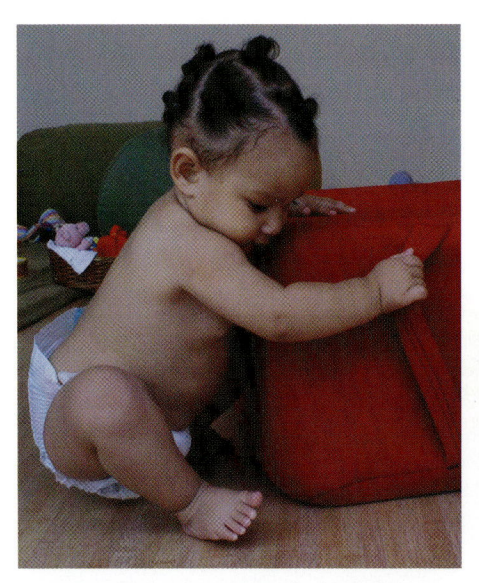 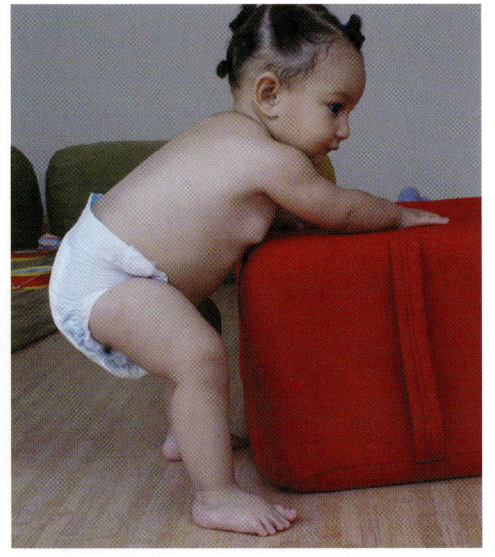

A criança agarra-se às grades do berço, ao dedo de um adulto ou ao tecido do sofá e impulsiona o corpo para a frente, passando da posição sentada à de pé.

A passagem para a posição de pé.

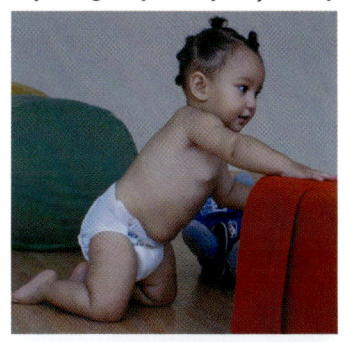

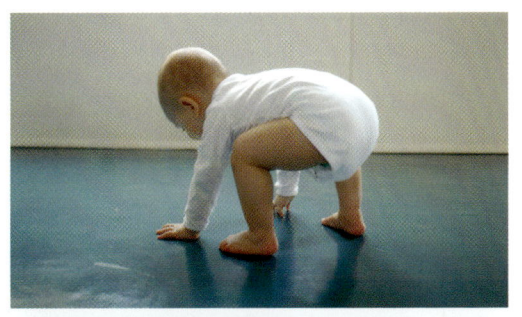

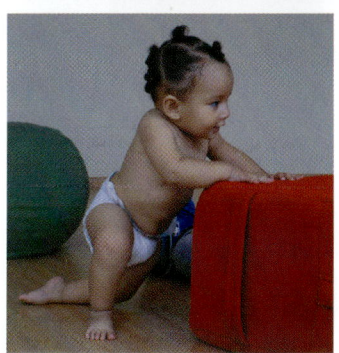

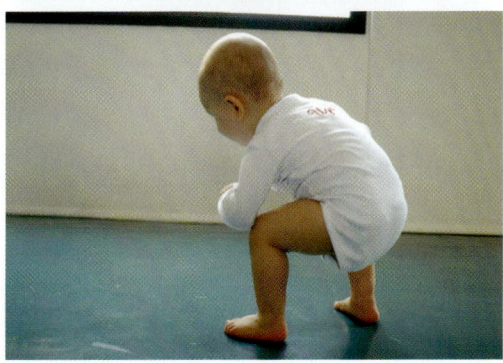

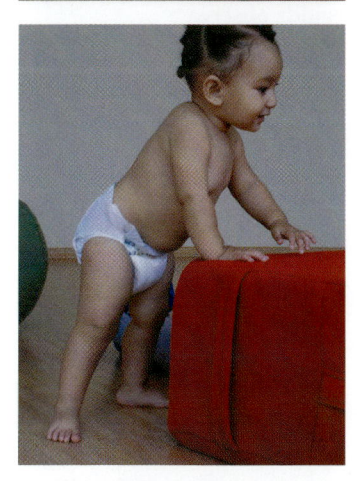

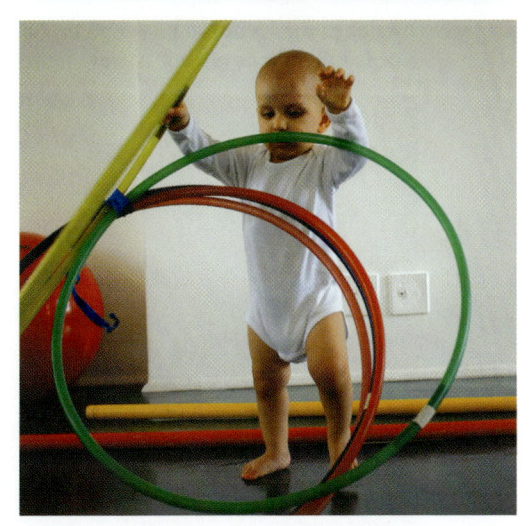

Usando o apoio dos braços e de um pé, a criança impulsiona o corpo para a frente. Ergue-se e experimenta a verticalidade.

Agora, ela é capaz de levantar-se sem precisar de apoios externos. A bacia faz um grande enrolamento para equilibrar o peso da cabeça.

No período entre os 7 e os 12 meses de idade, os movimentos motores finos das mãos e dos dedos tornam-se expressivamente mais sutis e mais bem coordenados. Surge o movimento de pinça, opondo polegar e indicador.

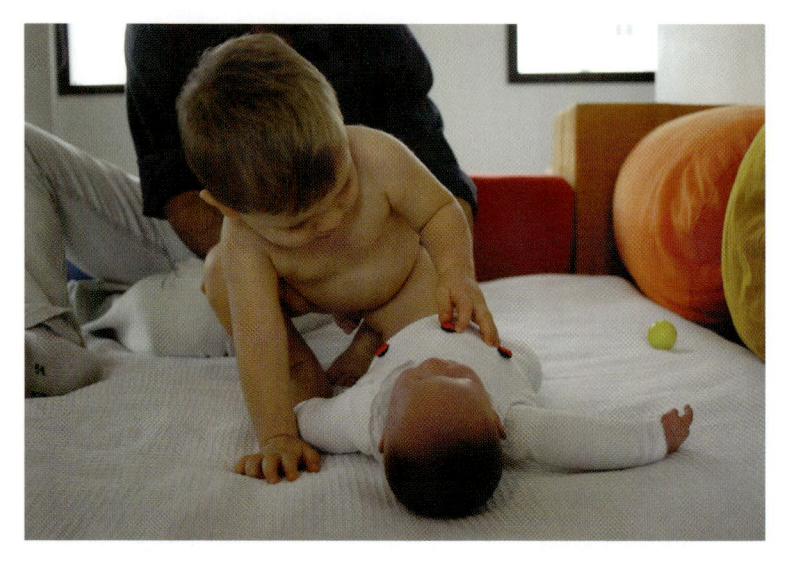

A criança toca o botão da roupa do boneco e em seguida observa a possibilidade de repetir o movimento sem o objeto.

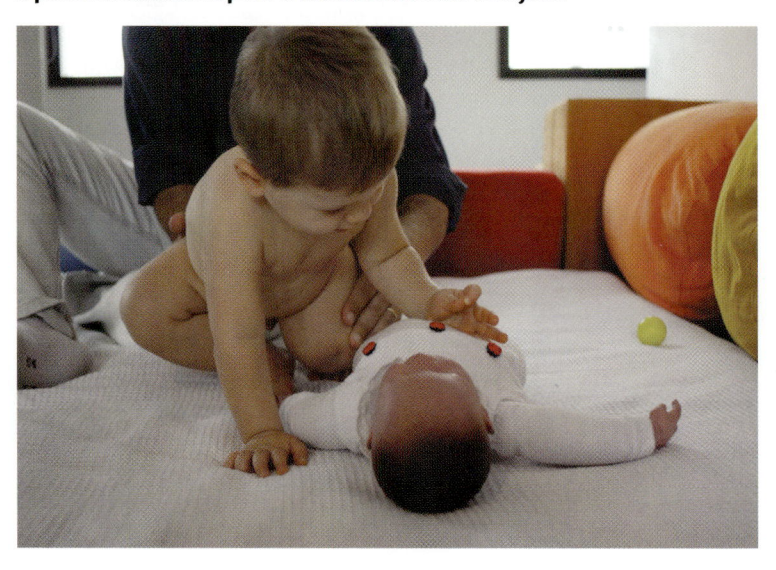

OS PRIMEIROS PASSOS COM APOIOS: O ANDAR

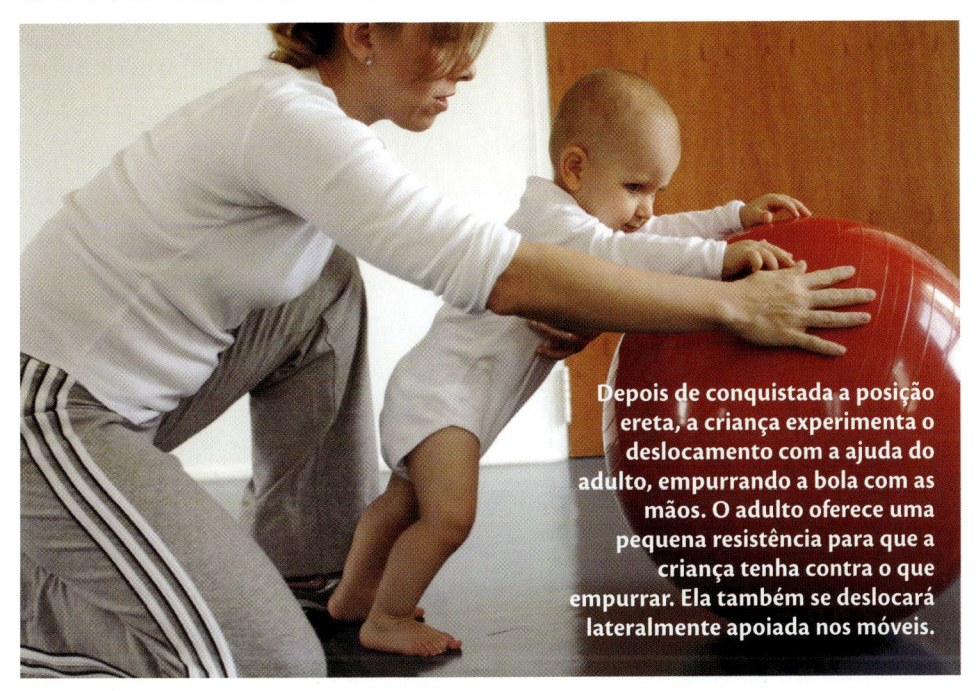

Depois de conquistada a posição ereta, a criança experimenta o deslocamento com a ajuda do adulto, empurrando a bola com as mãos. O adulto oferece uma pequena resistência para que a criança tenha contra o que empurrar. Ela também se deslocará lateralmente apoiada nos móveis.

QUANTA EXPECTATIVA gira em torno desta que é uma das mais espetaculares aquisições de nossa espécie: a conquista da forma vertical de locomoção, o andar.

Trata-se de um momento memorável do desenvolvimento motor da criança. Muitas vezes, não podemos identificar o instante exato em que aconteceram os primeiros passos, pois se trata, para a maioria das crianças, de um processo progressivo, uma evolução.

Porém, é certo que, quando a criança parte em seus primeiros passos sem apoios, somos inundados por uma tremenda emoção. Temos a impressão de que o bebê deixa sua condição de "diferente" de nós, passando a ser uma pessoa. Uma pessoa pequena.

Entre os 12 e os 18 meses, a criança dá seus primeiros passos sem apoios. Ela terá mais facilidade em equilibrar e sustentar o peso da cabeça se segurar um objeto nas mãos. "Bem-vinda ao mundo dos bípedes!!!"

Muitas crianças experimentam esse prazer. Depois de se sentir confortáveis, passam a "zanzar" por todo lado pelo simples prazer do movimento.

Alguns tombos são inevitáveis; as mães mais aflitas adorariam colocar capacetes em seus filhos nessa hora. Certas crianças se assustam com as quedas e recuam para a locomoção de gatinho. Tudo bem, a coragem virá cedo ou tarde.

O que podemos fazer é ensinar-lhes a levar as mãos na direção do chão para proteger o rosto, durante as quedas. Esse é um reflexo de proteção que pode ser estimulado nos bebês. Como? Exercitando o apoio das mãos no chão ou contra outra superfície qualquer, como o sofá, uma cadeira etc.

Outro gesto que devemos corrigir é o de segurar os braços da criança esticados para cima e para trás quando a ajudamos em seus primeiros passos. Isso faz que o centro de equilíbrio do corpo do bebê desloque-se para a frente. Normalmente, nessas condições, a criança acaba correndo ao invés de andar ou passa a andar na ponta dos pés.

Andar na ponta dos pés pode ser uma simples experimentação sobre as diferentes formas de apoio dos pés durante a marcha, mas pode também tornar-se um mau hábito quando a criança utiliza com muita freqüência o apoio das pontas.

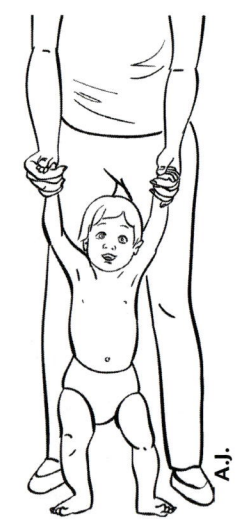

É importante garantir uma boa qualidade do andar: apoiando o pé inteiro no chão a cada passo, a criança pode contar com um maior equilíbrio, segurança e controle de seu deslocamento.

Devemos sempre manter os braços do bebê à frente do corpo durante o caminhar. É o adulto que deve dobrar os joelhos, para se ajustar à altura do pequeno, ou abaixar-se, como na foto da pagina anterior.

Como são suas primeiras caminhadas? E o que muda saber andar?

Posição incorreta para ensinar o bebê a andar: braços esticados para trás.

Andar é uma forma de deslocamento que aumenta substancialmente a capacidade de domínio do espaço.

Permite também a liberdade dos braços e das mãos, que ficam livres para o desenvolvimento da preensão e principalmente para o transporte de objetos.

O desenvolvimento do andar manifesta-se em suas primeiras fases entre os 9 e os 18 meses, mas o andar maduro só será atingido por volta dos 5 ou 7 anos. Antes de andar é importante que a criança tenha experimentado outras formas de locomoção, como o arrastar-se e o engatinhar.

A primeira fase do andar sem apoios caracteriza-se por passadas curtas, hesitantes, joelhos em flexão, braços em posição relativamente alta, sem alternância coordenada. Só mais tarde os braços vão descer à posição vertical, pendurados em balanço alternado e em oposição ao movimento das pernas. Nessa fase, os deslocamentos são curtos e não há mudança de direção.

Um engano comum é acelerar o processo de andar da criança. Normalmente, justifica-se que esse é o desejo do bebê. De fato algumas crianças vão querer andar precocemente, contudo precisamos observar se isso é realmente um desejo ou acontece como uma tentativa de participar da vida de adultos que nunca experimentam conviver no nível do chão com ela.

OS OBJETOS E O CAMPO ANTERIOR DE RELAÇÃO

É INTERESSANTE OBSERVAR como um objeto dado na mão de uma criança pode proporcionar-lhe um estado de **concentração** e **interesse**. Notamos isso ao oferecer um brinquedo a um bebê que ameaça chorar, ou ao ver uma criança mais velha passar um longo tempo entretida com seus jogos de montar e desmontar.

A manipulação é uma atividade de grande importância na construção de conceitos simbólicos sobre o mundo e sobre a natureza. Quando uma criança segura um objeto nas mãos, uma série de operações ocorre em sua mente e em seu corpo.

Inicialmente, o objeto tem a função de orientar os sentidos e coordenar as partes do corpo em uma mesma direção. A cabeça se posiciona para que o olhar possa construir a imagem visual daquilo que está sendo percebido pelo tato.

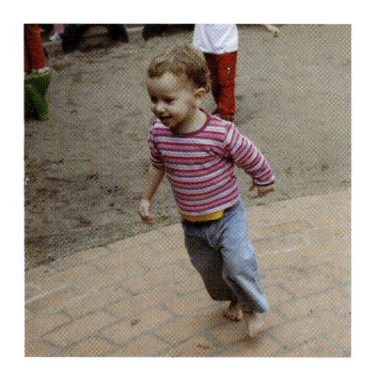

A criança corre. Reconhece os limites do ambiente ao redor. Compreende o espaço em sua globalidade. Corre em direção a um objetivo, ou corre simplesmente pelo prazer de sentir a velocidade que o corpo pode atingir. Sente as direções e as distâncias.

Forma-se então um **campo anterior de relação** que liga o objeto, os órgãos sensoriais dispostos no rosto e as mãos.

O campo anterior pode estar circunscrito no próprio objeto e, nesse sentido, toda a atenção da criança será convergente, promovendo um estado de concentração e análise de dados sobre o objeto. Quando o campo anterior está ligado a um objeto distante das mãos do bebê, sua atenção e seus sentidos voltam-se para o espaço ao redor, em uma percepção mais global, que inclui todos os elementos que compõem o ambiente. Ocorrem duas percepções distintas: com o objeto nas mãos, a criança pode analisá-lo[1] em suas particularidades; quando o objeto está distante, a noção será sintetizada[2] em um todo que engloba os diferentes elementos. Complicado? Não, porém complexo.

No plano comportamental, observaremos dois impulsos complementares que compõem os gestos humanos: um é aquele de trazer os objetos para si; o outro é o de partir em busca dos objetos.

Podemos dizer que o primeiro envolve sobretudo a preensão, a manipulação, na qual os sentidos se organizam em um estado de concentração, enquanto o outro envolve principalmente a locomoção, a descentralização, a intenção de buscar algo que está fora.

Poderíamos definir esses comportamentos como estados de **introversão** e **extroversão** vividos pela criança. Introversão e extroversão são estados complementares que costumam se alternar: a criança parte em busca de um objeto, atravessando o ambiente (que pode ser a sala, o quarto, o pátio da escola ou da creche), até alcançá-lo. Então, ela senta-se, permanecendo em uma atividade de observação e descoberta do objeto.

---

1 Análise: exame em detalhe das partes do todo. Percepção de cada parte.
2 Síntese: reunião de elementos diferentes em um todo coerente. Percepção global.

A criança senta-se com sua caixa de brinquedos, preparada pelo adulto, com objetos simples que não sejam perigosos: uma colher de pau, uma casca de coco, um sino, um objeto de plástico, algumas caixinhas. Ela mergulha nesse pequeno universo.

Infelizmente, em nossa sociedade, somos atingidos por um **excesso de informações** e acabamos expondo nossos pequenos. Estimulamos as crianças nas mais variadas direções, normalmente as tirando de seu estado de concentração. Não damos tempo a elas para realizar o mergulho que possibilita a compreensão profunda das diversas qualidades dos objetos. Essas experiências necessitam muitas vezes da repetição. No entanto, estamos sempre estimulando as crianças com novos objetos, depois outros e mais outros, distraindo-as permanentemente. Mais tarde, encontramos crianças e adultos com **déficit de atenção** e não sabemos por quê.

Algumas crianças concentram-se apenas diante da televisão e da tela do computador, perdendo toda a riqueza da tridimensionalidade dos objetos e do espaço.

Precisamos equilibrar os momentos de silêncio com os de música; de ficar parado com os de movimentar-se; de ir para fora no sentido da extroversão com os de recolher-se no sentido da introversão.

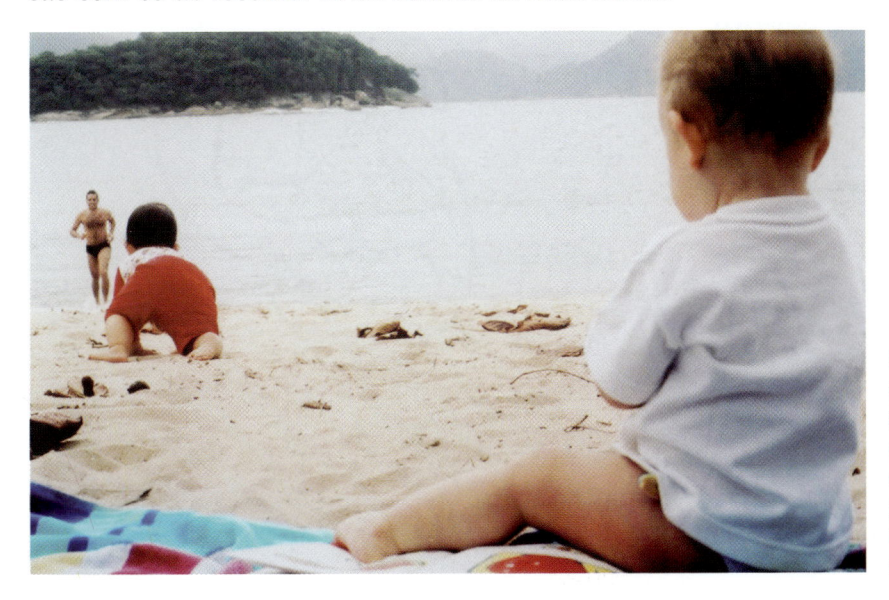

Uma criança permanece sentada, atenta ao objeto que tem nas mãos, enquanto a outra parte para o deslocamento na direção do pai.

O método G.D.S. descreve as estruturas musculares e articulares presentes nas atitudes de introversão e extroversão.

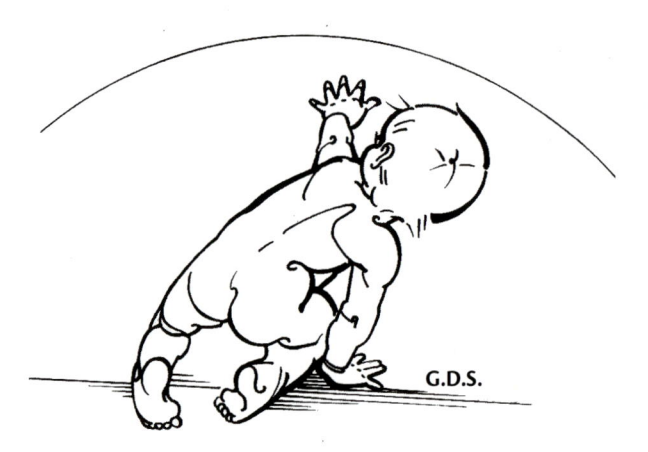

CADEIA MUSCULAR POSTERIOR LATERAL (PL)
- Partir em busca de algo;
- ir para fora;
- extroversão;
- locomoção;
- capacidade de síntese.

CADEIA MUSCULAR ANTERIOR LATERAL (AL)
- Trazer para si;
- reter;
- introversão;
- preensão;
- capacidade de análise.

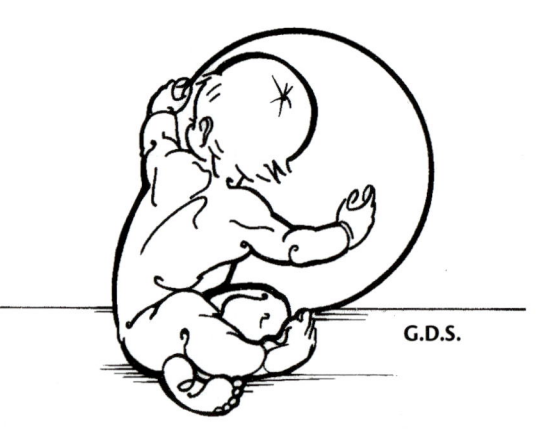

A ANTECIPAÇÃO DAS DESCOBERTAS

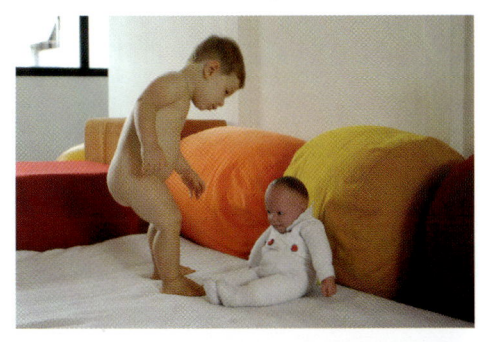
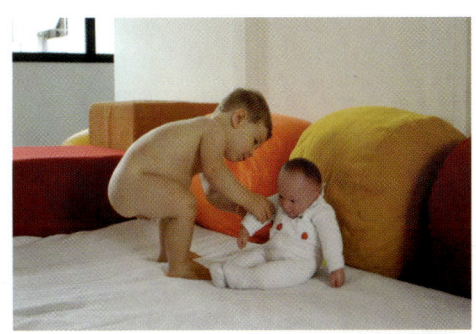
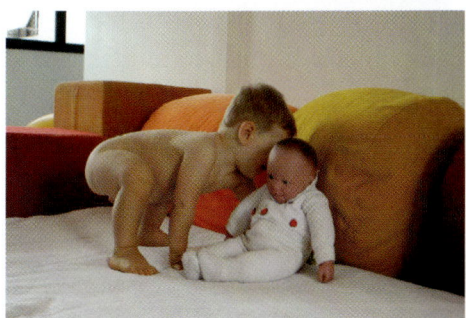
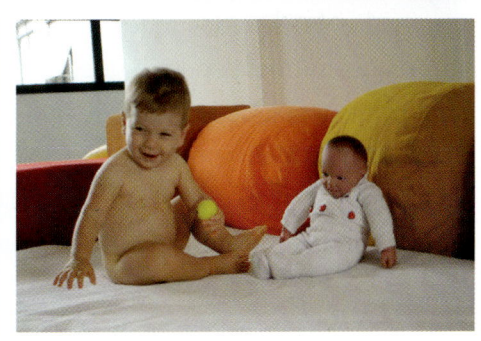

O menino descobre, atrás do boneco, a bolinha escondida. Quanto prazer em sua expressão!

OUTRO ASPECTO DA VIDA moderna que transmitimos às crianças sem nos darmos conta é a dificuldade em lidar com o tempo.

Sentimos o tempo cada vez mais curto, estamos sempre acelerados, correndo atrás das coisas, com a sensação de que não podemos parar e de que, se por acaso paramos, estamos "perdendo tempo".

Devemos lembrar que as noções fundamentais sobre a vida são estabelecidas nos três primeiros anos. Conforme foi mencionado anteriormente, a criança, por meio de suas experiências, constrói nessa fase os caminhos neurais que utilizará pelo resto da vida.

A noção de tempo está sendo elaborada por eles de acordo com suas experiências. Fazem parte do universo do bebê e da criança pequena as experiências de descobrir, experimentar, sentir, tentar, provar, saborear, testar, exercitar, conhecer, reconhecer, distinguir, observar, conceber... o mundo.

Tudo é novo, tudo existe para ser descoberto por eles. Descobrir as coisas por si será seu grande prazer.

É fundamental que eles possam dispor de seu tempo para tirar, de suas vivências, as informações sobre a natureza das coisas.

Não podemos, nem devemos, antecipar suas descobertas.

Talvez por termos um tempo tão curto, queiramos antecipar-lhes a ação. Mostramos como funciona o quebra-cabeça ou ensinamos a brincar com determinados brinquedos antes mesmo que eles possam descobrir, por conta própria, as inúmeras possibilidades de cada objeto. É preciso, muitas vezes, contermos nossas ações a fim de que as deles possam ocorrer.

É claro que devemos protegê-los das situações nas quais correm perigo. No entanto, o prazer de vencer os desafios e chegar às descobertas por conta própria fortalece a confiança e o desejo de transpor barreiras.

A RELAÇÃO COM OS OBJETOS E A RELAÇÃO COM AS PESSOAS

A RELAÇÃO COM AS PESSOAS, com os seres humanos, e a relação com a matéria, com o mundo físico, concreto e palpável, formam aspectos diferentes e complementares das percepções que a criança tem de si e do mundo.

É na relação com o espaço físico (o quarto, o berço, os móveis, o chão), bem como com os objetos que fazem parte de seu ambiente (os brinquedos e tudo aquilo que suas mãos podem tocar, transformando em brinquedo), que o bebê pode definir limites e contornos para seu corpo físico.

Vale relembrar a importância da exploração motora a partir do chão. O chão é tão importante quanto o colo. Será preciso preparar o espaço sem perigos e sempre ao alcance de nossos olhos, nossa voz e nossa presença. Arrumar um canto no chão da sala ou do quarto onde a criança possa brincar espontaneamente com seus brinquedos, enquanto observa a mãe em suas atividades, compartilhando o mesmo ambiente com ela, pode ser uma rica experiência. Mais uma vez insisto que filmes, desenhos e DVDs são bem-vindos, mas não devem ser a única opção de entreter a criança.

Podemos fazer uma distinção entre a relação com a matéria e a relação com as pessoas. Na relação com as pessoas, a criança obtém informações subjetivas sobre si. Ela se sente amada ou desamada, acolhida ou abandonada, incentivada ou censurada. São informações fundamentais na constituição de sua personalidade. Suzanne Piret (1975) chamou essas impressões de "sensações existenciais".

As relações humanas formam um campo de grande interesse para a psicologia, que criou muitas teorias a fim de descrever o funcionamento dessas relações e das emoções associadas a elas.

No entanto, a relação com o mundo concreto, com a matéria, traz outro tipo de informação: informações objetivas sobre o funcionamento do mundo, sobre as leis do espaço e do tempo às quais temos de nos adaptar (e a que Suzanne Piret denominou "sensações conceituais"). A lei da gravidade é uma delas, e alguns tombos ocorrerão até que a criança seja capaz de adaptar-se a essas leis.

Noções como alto, baixo, duro, mole, profundo, raso, e também o reconhecimento de formas geométricas como redondo, quadrado, com ponta ou sem ponta, de linhas curvas ou retas, entre milhares de outras informações, definirão seus conceitos sobre o espaço.

A cada nova experiência espacial, o bebê se utilizará das anteriores guardadas em sua memória.

Noções sobre o tempo também serão registradas por nosso pequeno explorador, ávido por informações. Lento, rápido, demorado, imediato, tempo de esticar-se, tempo de dobrar-se e ainda noções que relacionam tempo e espaço como longe e perto, que permitem a ele calcular o tempo necessário para percorrer determinadas distâncias. Todas essas noções, construídas ao longo dos três primeiros anos de vida e, em especial, no primeiro ano, formarão a base conceitual que ele utilizará pelo resto da vida. É assim que, mais tarde, a criança a partir da idade escolar poderá, com a ajuda de jogos e brincadeiras, experimentar sua coordenação motora. Ela será capaz de calcular o exato momento em que a mão deverá abrir-se e, em seguida, fechar-se para segurar uma bola lançada de longe. É a coordenação entre o olhar, os movimentos dos braços e das mãos e a memória de nossas primeiras experiências gestuais que tornarão a resposta satisfatória, ou não. Essa mesma boa noção espacial e temporal servirá ao estudante para organizar suas lições, bem como para a aquisição da escrita e até do pensamento.

Em meu consultório, tenho recebido crianças em idade escolar com dificuldades de aprendizagem claramente ligadas ao empobrecimento de suas experiências motoras iniciais. Sinto por não tê-las visto antes. **É exatamente aí que defino a diferença entre a ação de educar e a ação terapêutica. A terapia é sempre um resgate de algo que não foi vivido plenamente. Por vezes, esse resgate é rápido, a criança acessa o que ficou para trás e retoma seu processo de evolução; por outras, esse resgate precisa de mais tempo. Ao educar desde o início, temos a chance de construir juntos, com base nas motivações da criança e no respeito por seu ritmo e suas escolhas.**

A RELAÇÃO COM OS OBJETOS E COM O ESPAÇO

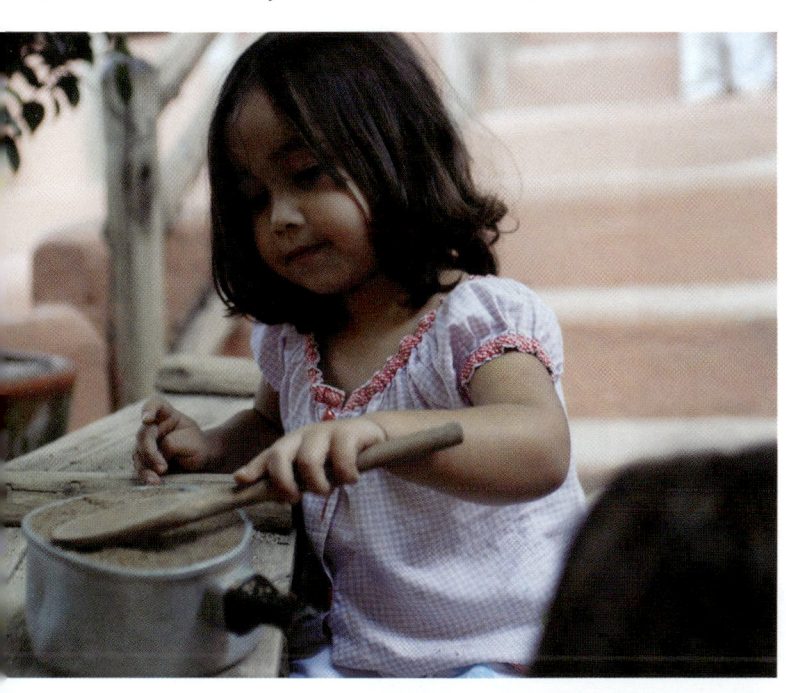

Formas, volumes, peso, profundidade, adaptabilidade da matéria, preenchimento e esvaziamento são algumas das informações obtidas com jogos e brincadeiras.

A criança explora o espaço. Seu corpo tem de se adaptar às diferentes formas, aos obstáculos e às leis da matéria. Por meio da experiência motora, ela será capaz de criar conceitos sobre o mundo.

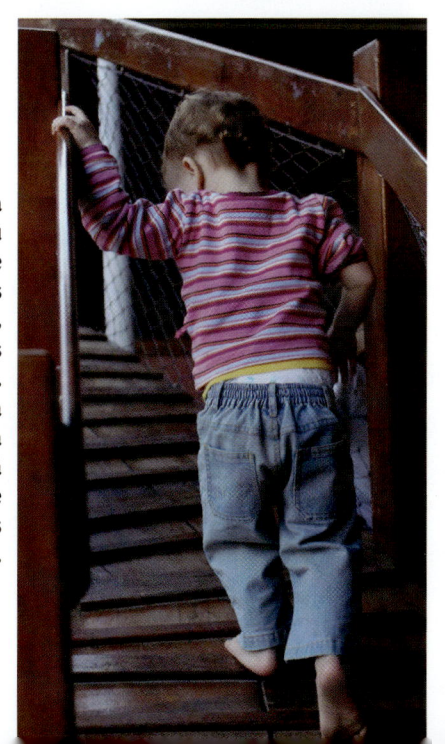

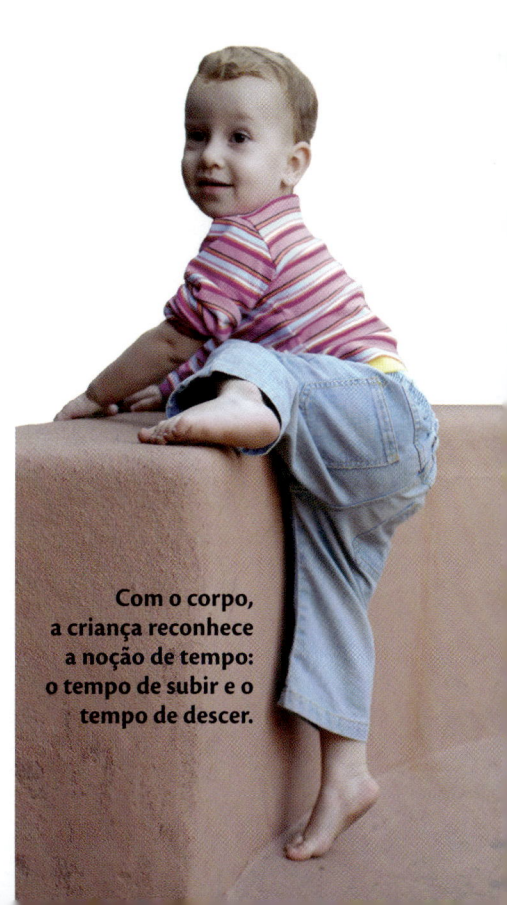

Com o corpo, a criança reconhece a noção de tempo: o tempo de subir e o tempo de descer.

Ao segurar uma bola, a criança compreende a noção de esfera por oposição a outras formas experimentadas pela mão (cubos, planos, pontas etc.). Ela relacionará essa bola com todas as outras que já explorou. Primeiro, diferenciando-a das outras por cor, textura, tamanho e peso; depois, agrupando-a ao conjunto de todas as esferas.

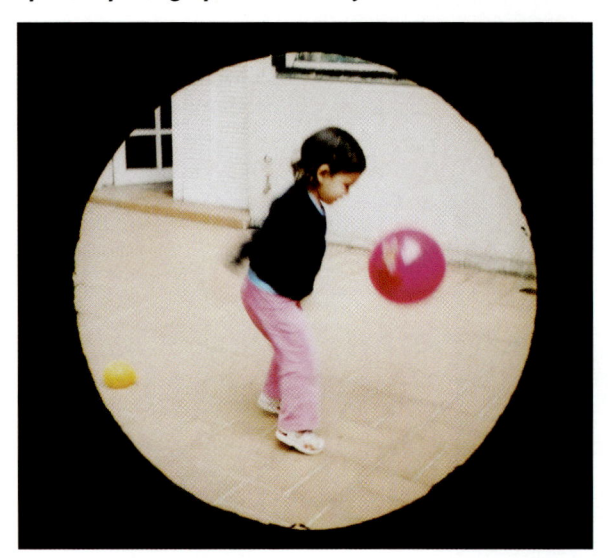

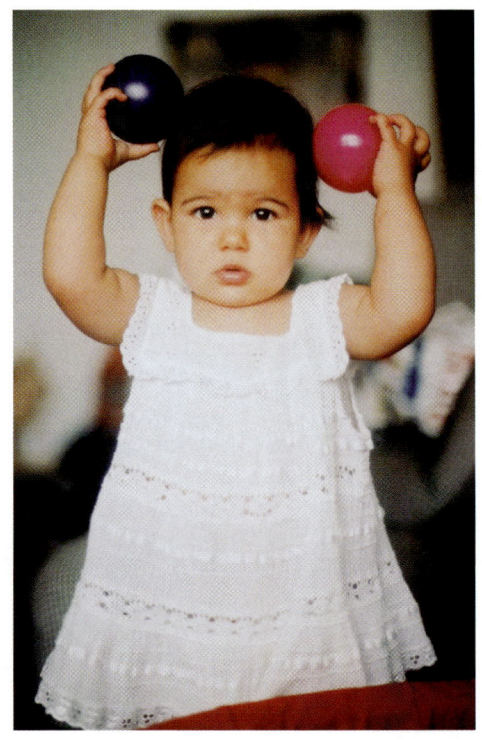

A RELAÇÃO COM AS PESSOAS

As SENSAÇÕES EXISTENCIAIS ocorrem no seio das relações humanas: podem ser sentimentos positivos, como amor, acolhimento, encorajamento, sensação de segurança, de vínculo, de pertencer a uma família, a alguém, e sentimentos negativos, como medo, desamparo, abandono. Constituem os estados interiores, sentimentos de si, que poderão ser descritos pela linguagem dos poetas, das metáforas e dos símbolos: "Sinto-me pleno ou esvaziado, sereno como um fim de tarde ou agitado como um mar revolto".

São sensações difíceis de explicar, mas permitem a troca de emoções baseada em uma comunicação não-verbal.

Em alguns momentos, a presença do adulto é capaz de transmitir muito mais do que suas palavras.

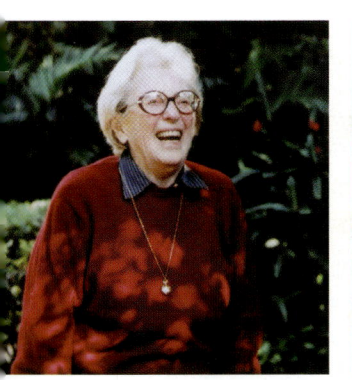 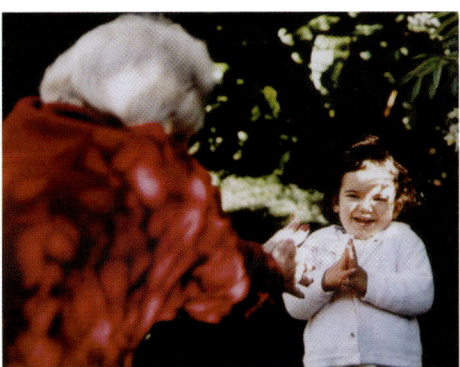 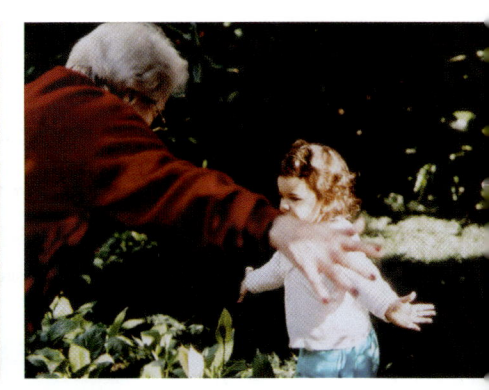

Um sorriso, um gesto, um abraço.

Nem sempre temos as respostas para todas as questões feitas pelas crianças. Mais do que explicar o mundo somente com palavras, podemos oferecer-lhes nossa presença silenciosa e a cumplicidade de nossos gestos: um abraço tranqüilizador, um olhar compreensivo ou um sorriso capaz de "desdramatizar" a situação.

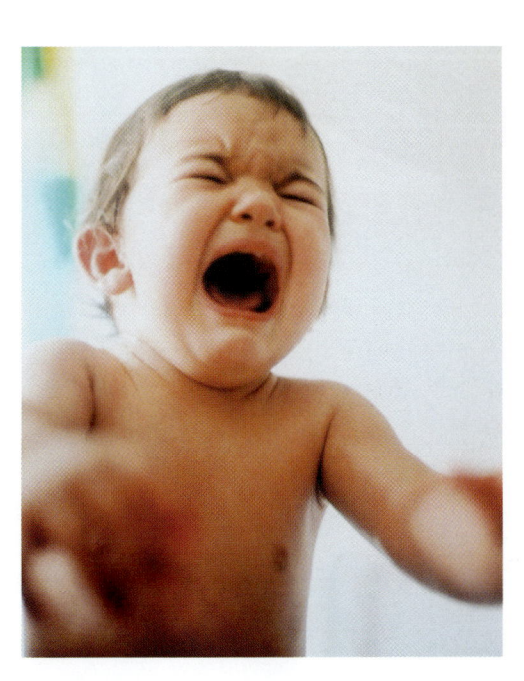 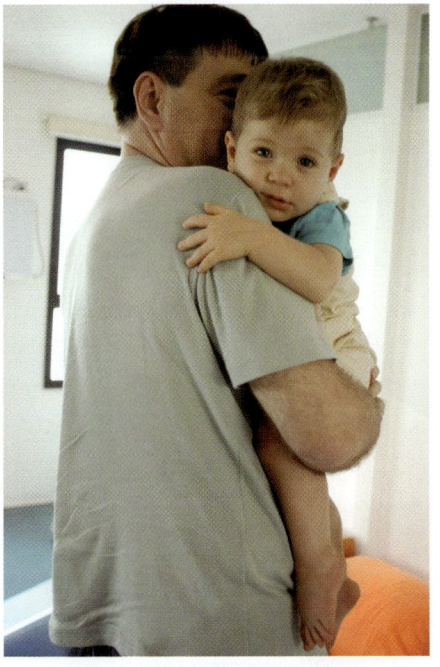

André Trindade

OBJETOS DE AFETO

Os OBJETOS ganham vida e qualidades humanas. A criança lhes atribui afetos e significações. O paninho inseparável, o amigo urso ou a boneca preferida muitas vezes tornam-se insubstituíveis. É brincando que a criança elabora seus sentimentos e emoções.

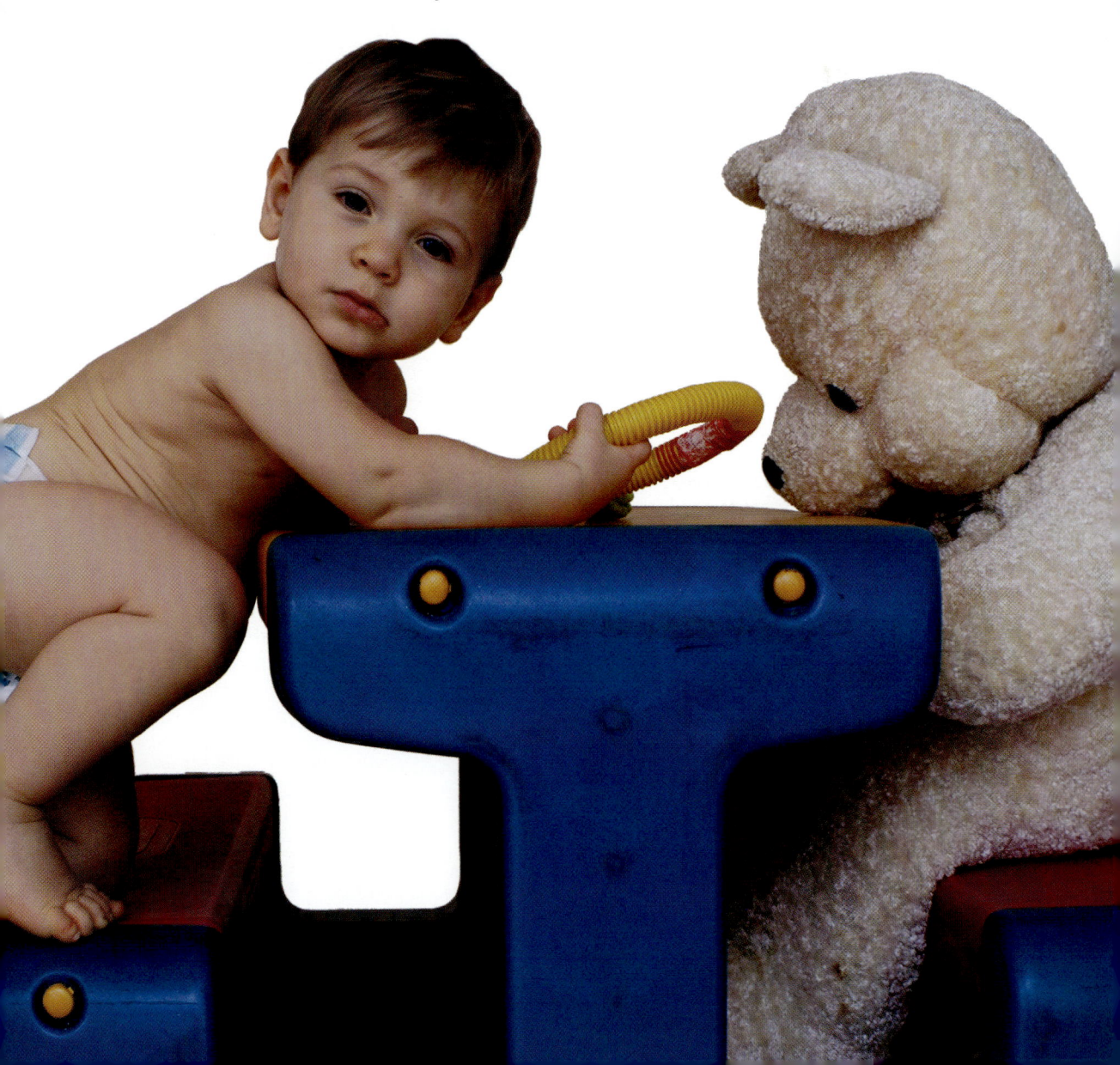

A CRIANÇA, O OBJETO E O MUNDO DA IMAGINAÇÃO

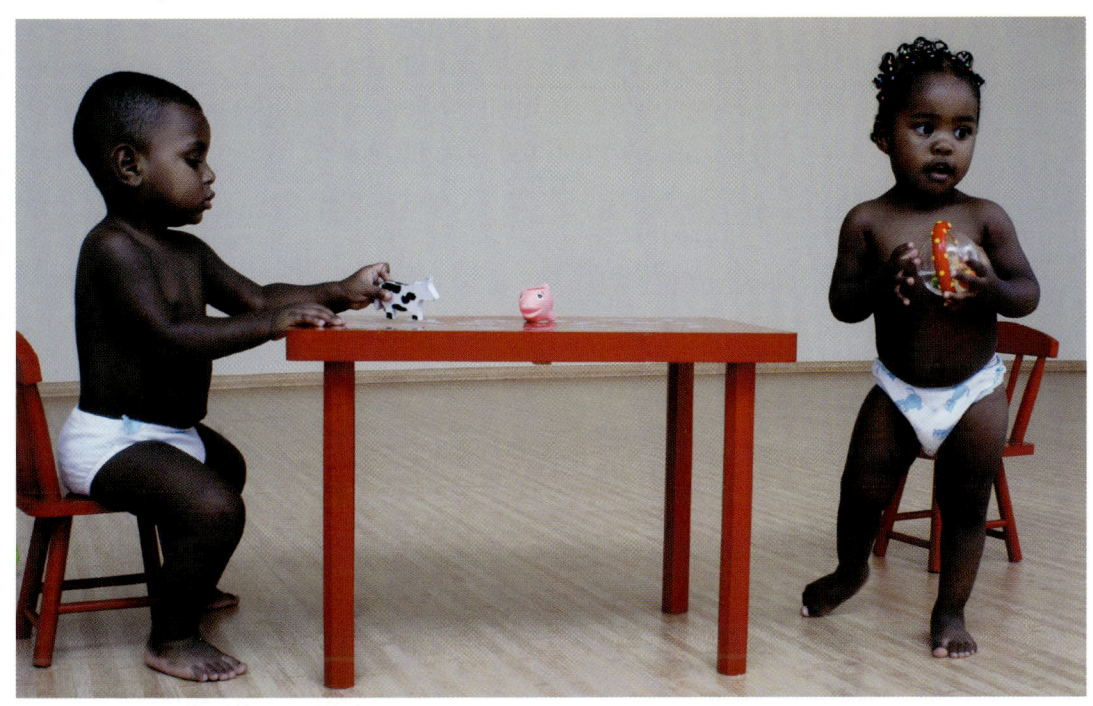

Sentado, o menino experimenta o apoio de sua bacia na cadeira, os pés em contato com o chão, o tronco e a coluna vertebral em equilíbrio. Os braços bem posicionados permitem a exploração das mãos na frente do olhar. O estado de concentração não é um estado "fora do corpo"; ao contrário, é um estado de presença e de seleção de estímulos que permite o bem-estar e garante à imaginação a possibilidade de entrar no mundo da fantasia – na fazenda com a vaquinha e tudo aquilo que ele pode conceber. A menina parte para o deslocamento. Ela quer compartilhar suas descobertas sobre o objeto com alguém. Passa da posição sentada à de pé e gira o corpo em direção à mãe. Ritmo e sinuosidade estão presentes nessa atitude. Ela também está concentrada em sua ação.

ANDAR, FALAR E PENSAR

DOS PRIMEIROS MOVIMENTOS reflexos e involuntários, vividos pelo feto ao longo da vida intra-uterina, até o controle de seus gestos, passando por etapas do desenvolvimento até a aquisição do andar, por volta do final de seu primeiro ano de vida, "a criança passará da condição de sentir-se um corpo vivo e pulsante para sentir-se uma pessoa" (Piret; Béziers, 1971).

Serão necessários cerca de 365 dias, ou seja, um giro completo da Terra em torno do Sol, para que esse pequeno humano se coloque sobre as próprias pernas e pés e caminhe ereto, explorando o mundo com as mãos: "Uma pessoinha!!"

Essa idéia de que o primeiro ciclo humano tenha correspondência aproximada com o ciclo do nosso planeta em torno do Sol faz parte das observações do médico pediatra Karl Konig (1902-1966) e pode representar uma me-

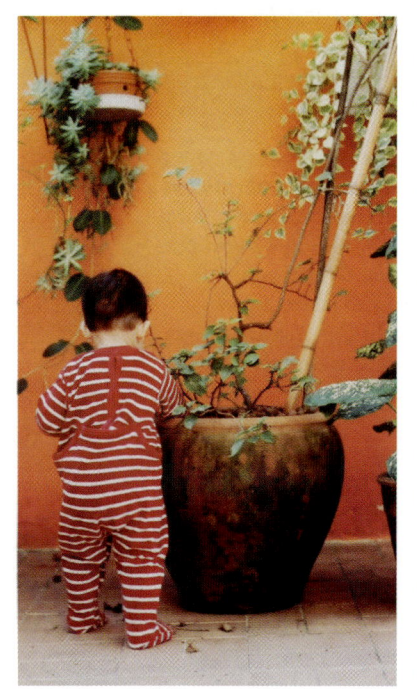

ra coincidência. Entretanto, pode querer dizer também que a pulsação e o ritmo de nossa vida estão conectados com o universo em que vivemos.

Konig, que por sua vez baseia-se no pensamento de Rudolf Steiner (1861-1925), criador da medicina e pedagogia antroposóficas, apresenta os três primeiros anos da criança de uma forma que parece fazer bastante sentido com o que observo atualmente.

Conforme seu ponto de vista, o primeiro ano é principalmente dedicado ao desenvolvimento da motricidade: desde a coordenação dos músculos que controlam o globo ocular e nos possibilitam a visão do mundo até o controle da cabeça, dos braços, das mãos, do arrastar-se, do rolar, da capacidade de sentar-se, seguidos pelo o deslocamento no engatinhar e culminando com a posição vertical e o andar.

O segundo ano tem como tônica o desenvolvimento da fala e o aprendizado da língua materna. Konig divide esse aprendizado em três etapas. Na primeira, a criança fala de seus desejos e necessidades: "Qué, dá, água, mimi, mamã". Na segunda, ela passa a denominar o mundo, e isso está ligado ao que ela escuta e busca reproduzir. É o momento no qual ela quer saber e falar o nome de todas as coisas. A terceira é a de construção da conversa, em que a criança é capaz de expressar seus desejos e necessidades e, ao mesmo tempo, ouvir e refletir sobre o significado do que lhe é dito.

O terceiro ano de vida será o do pensamento. A criança já domina os movimentos, conhece a língua e passa a perceber a interligação entre as coisas. No final desse ano, ela vai referir-se a si mesma como "eu".

Antes de prosseguir, é preciso dizer que essa não se trata de uma forma absoluta de ver o desenvolvimento da primeira infância. Embora muitos estudos possam apresentar outras visões e discordar de alguns pontos de vista, no geral essa é uma boa maneira de compreender os três primeiros anos da criança. A motricidade, a fala e o pensamento são realmente metas observadas por quase todos os autores de desenvolvimento para o ciclo do nascimento aos 3 anos.

Isso facilita enormemente o olhar dos pais. Mas atenção: novamente não devemos utilizar essas informações para colocar nossas crianças correndo atrás de tabelas de tempo e competências. Cada criança tem seu ritmo para alcançar as diferentes etapas. O correto é que as conquistas não se distanciem, nem se atrasando nem se adiantando demais desses parâmetros.

Não vale a pena tentar fazer seu filho andar ou falar antes da hora, nem evitar que ele cresça. Tudo tem seu tempo e cabe a nós acompanhar as crianças nessa evolução.

Outro aspecto dessa visão é o fato de que a tônica de cada ano não é exclusiva de que esses processos ocorrem simultaneamente.

Em seu primeiro ano, a criança é capaz de emitir sons e até conhecer palavras, mas seu grande trabalho deve ser desenvolver-se motoramente. É mais grave nesse momento pular a etapa do engatinhar, por exemplo, do que passar o primeiro ano sem conhecer muitas palavras.

O mesmo acontece no segundo ano: o desenvolvimento motor continuará em franca evolução, ao passo que a fala se desenvolverá apoiada na motricidade, por meio da coordenação dos músculos da língua e da laringe. Até mesmo o pensamento vai revelar-se à medida que a criança conhecer e utilizar a língua materna.

No entanto, é ao longo do segundo ano que ela poderá "saborear" as palavras presentes nas histórias contadas, nas conversas – é aí que podemos ajudá-la a conhecer o nome das coisas.

No curso do terceiro ano, o pensamento ocorrerá junto com a elaboração da linguagem falada, da gramática e da conquista de um gesto harmonioso, mais delicado e capaz de controle. Aí funcionam os contos infantis, a troca de idéias, a escuta e, por parte do adulto, as atividades que permitam às crianças tirar suas próprias conclusões sobre o mundo.

Nesse momento, precisamos tomar o cuidado de acolher o pensamento infantil. Muitas vezes, as idéias das crianças não correspondem à realidade do mundo. E não é necessário confrontá-las com os fatos concretos o tempo todo; elas terão a vida inteira para amadurecer os pensamentos e adequá-los à realidade.

Essa é apenas uma etapa, e devemos conduzi-la com bom humor e compreensão.

A descoberta da ligação lógica entre as coisas por meio do pensamento é o grande prazer da criança. Também é preciso ter cuidado para não antecipar todas as respostas, inibindo sua capacidade de entendê-las por si só.

Quis trazer para o leitor uma visão global sobre as bases do desenvolvimento infantil nos três primeiros anos de vida da criança.

ALGUMAS CONSIDERAÇÕES SOBRE A ROTINA

ORGANIZAR UMA ROTINA PREVISÍVEL para o bebê permite a ele estabelecer parâmetros para os acontecimentos de sua vida.

A mãe fica feliz ao ver seu bebê funcionando como um "reloginho". Infelizmente, nem sempre isso acontece. É comum que a rotina de cuidados se desorganize de tempos em tempos, seja por algum mal-estar da criança, seja por alguma mudança na vida familiar. Nesses casos, pouco a pouco, retomamos com a criança a rotina que esteve fora de compasso.

Acredito que a desorganização faça parte do ciclo de evolução e crescimento. A criança se desorganiza para poder se reorganizar. É assim que ela aprende, é assim que ela cresce e assim que fica mais forte.

Tenho visto alguns excessos de cuidadores bastante rígidos com horários de mamadas, banho, sono etc.

A rotina excessivamente rígida pode criar um ritmo alheio ao ritmo biológico da criança. Os bebês mais regulares em suas necessidades chegam a adaptar-se à rotina imposta pelo adulto, mas nem todos o fazem dessa maneira. Ademais, esses horários podem privar os pequenos do convívio familiar. Será que vale a pena, uma vez que a presença humana é tão importante?

O ambiente também deve ter algo de **constante**. Alguém já se imaginou acordando cada dia em um quarto diferente, em outra cama? Quem já não viveu a experiência de, ao despertar, perguntar-se: "Onde estou?"

A criança reconhece seu quarto, seu berço, seus objetos e brinquedos. Mais tarde, reconhecerá como suas também as roupas que veste. As crianças estabelecem vínculos com os objetos e com o espaço (quarto, banheiro etc.). Isso não quer dizer que devemos agir rigidamente em relação ao ambiente. Podemos, de tempos em tempos, mudar os móveis de lugar; contudo, a idéia de redecorar o quarto inteiro do bebê, imaginando que ele possa estar enjoado da decoração, parece algo sem sentido. Ele precisa da constância de referências.

Levar o bebê em viagens também é possível, desde que o médico tenha liberado o pequeno para tal. A mudança de ambiente pode ser uma experiência rica; basta pensarmos na quantidade de povos nômades que criam seus filhos de maneira saudável.

Acredito que, no primeiro ano de vida, a principal referência ambiental para a criança seja o colo dos pais. Se essa referência está garantida, então podemos girar o mundo.

Uma dica para viagens é levar alguns objetos de apego da criança. Um paninho, o travesseiro, um brinquedo etc.

No que diz respeito aos brinquedos (infelizmente, para as lojas especializadas), os bebês não precisam de tantos deles, nem de objetos muito sofisticados. Também não é necessário trocá-los constantemente. As crianças gostam de entreter-se com os mesmos brinquedos e as mesmas brincadeiras repetidas vezes. O brincar é cheio de significado – falamos de apenas alguns desses significados ao longo deste livro, mas penso que eles sejam inesgotáveis.

Ao brincar, a criança recria situações, sensações e emoções. A repetição dessas experiências permite a incorporação daquilo que foi recriado no jogo. Um brinquedo só será deixado de lado quando a experiência que ele é capaz de reproduzir tiver sido vivida plenamente pela criança. É nesse momento que ela faz a passagem para novos desafios e novas brincadeiras, escolhendo outro objeto que desperte seu interesse e afeto.

Um mesmo objeto pode provocar diferentes emoções e permitir à criança expressá-las, aprendendo a diferenciar seus sentimentos. "Brinco sempre com este urso: em um dia, bato nele; no outro, dou um abraço."

As crianças não se apegam apenas às pessoas. Elas se apegam também aos objetos, e sentem muito quando são privadas deles.

Há crianças e mesmo bebês que se interessam pelos objetos, mas não se atêm a eles. Passam de um objeto ao outro e rapidamente se desinteressam. São crianças curiosas, sempre em busca de novos desafios. Isso pode querer dizer algo sobre seu temperamento; porém, a oportunidade de permanecer mais tempo em cada situação pode depender da ajuda do adulto. Em vez de correr atrás do bebê (principalmente quando ele é capaz de engatinhar), oferecendo mais e mais novos estímulos, podemos diminuir o número de brinquedos e sentar com ele em um canto para que ele aprenda o prazer de aprofundar-se em uma mesma experiência. Brincar também se aprende.

Quando a criança é capaz de mover-se engatinhando ou andando, encontra um enorme prazer em se deslocar pelo espaço, o que diminui sua capacidade de manter a atenção em um único objeto. A exploração do espaço será sua grande meta e prazer.

Em relação à presença humana, a questão do apego é mais intensa; até porque controlar e dominar o objeto é mais fácil do que fazê-lo com um adulto, que tem autonomia e pode sair e entrar da vida do bebê na hora que quiser.

Sem dúvida, a constância da presença humana constitui um elemento fundamental na formação do indivíduo. A coerência no cerne de uma relação estabelecida entre o adulto e a criança permite a troca de afetos, o aproveitamento do vínculo amoroso e a edificação de um estado de segurança e bem-estar.

A inconstância é algo difícil para a criança. "Quem vem me buscar na creche hoje? Será que alguém vem?"

Uma criança pode sentir profundamente a troca de um cuidador. Isso não quer dizer que nunca poderemos trocar a babá, por exemplo. Nesse momento, o importante é garantirmos nossa presença e ficarmos com a criança até que o vínculo de segurança e afeto tenha condições de se restabelecer com uma nova figura.

A escolha de um cuidador deve ser feita com atenção. Como cuidadores, é preciso que tenhamos algum equilíbrio mental e emocional a fim de transmitirmos segurança e confiança ao bebê.

III • O BEM-ESTAR DO BEBÊ

Neste bloco, o corpo do bebê será observado do ponto de vista das posturas de bem-estar capazes de lhe trazer segurança, conforto e tranqüilidade. São as posturas responsáveis pela noção de unidade, vividas por meio do agrupamento e do enrolamento. As noções de mal-estar, desconforto, insegurança e medo serão analisadas com base nas expressões corporais do bebê. Observaremos ainda os movimentos de torção realizados por ele. "O toque de boas-vindas" aproxima o adulto do corpo do bebê em um gesto de comunicação para além das palavras. Veremos também as maneiras corretas e incorretas de levantar o bebê.

BEM-ESTAR E MAL-ESTAR: UM INCESSANTE MOVIMENTO DE REEQUILÍBRIO

Saber identificar o bem-estar e o mal-estar no bebê é sempre uma busca de interpretar seus sinais e expressões, já que o pequeno não sabe dizer com palavras o que sente ou o que se passa com ele.

Em algumas situações, não temos dúvida: quando o **mal-estar** é claramente visível na contração dos músculos da face, na contorção do corpo, no esperneio, no choro forte, muitas vezes descontrolado, na agitação dos braços e das pernas, na respiração alterada e, com freqüência, em **"atitudes de extensão"**, nas quais o bebê joga a cabeça para trás e arqueia as costas. Não há dúvida de que o bebê se sente mal. Nesses momentos, uma lista de coisas que podem estar fazendo falta a ele passa por nossa cabeça.

Será fome, dor, sono, cansaço, frio ou calor? Será que ele tem febre? Será o ouvido, o dente? Qual é sua temperatura? Será que teve algum pesadelo? Será que chora de medo, será de raiva? Devemos procurar um médico?

Sua expressão de desconforto, incômodo e mal-estar durará até que possamos ajudá-lo a reequilibrar seu organismo, atendendo a suas necessidades.

Ufa, que alívio quando acertamos! Às vezes são inúmeras tentativas sem sucesso.

A expressão de desconforto do bebê promove em nós adultos uma ação que garante sua sobrevivência.

Do ponto de vista vegetativo, o organismo do bebê está sempre em busca de alcançar o equilíbrio, que tem certa duração e é seguido de novo desequilíbrio. Os ciclos são relativamente curtos entre fome e satisfação, atividade e descanso, sono e vigília, preenchimento e esvaziamento, bem-estar e mal-estar.

E o bem-estar? Como ele se expressa?

Podemos partir da situação de mal-estar descrita anteriormente e observar o que acontece com o bebê à medida que ele consegue se reequilibrar.

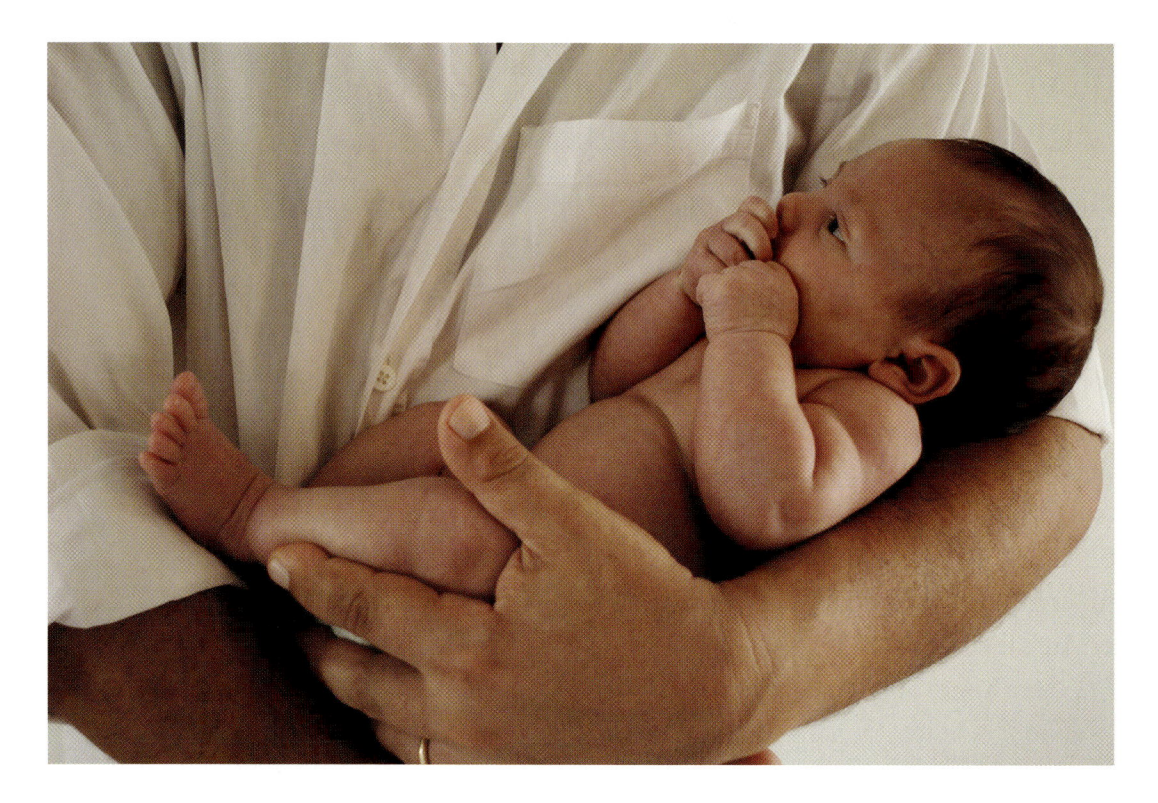

O bebê começa a se acalmar. Uma expressão de satisfação vai pouco a pouco substituindo o choro e os gritos. Em seu rosto, surge a expressão de tranqüilidade que pode ser acompanhada do mergulho em um profundo estado de paz. Os gestos se tornam mais equilibrados, o enrijecimento dos músculos que arqueiam as costas começa a ceder. O bebê relaxa. Seu corpo se enrola e se aninha no colo de alguém, ou no berço, muitas vezes agarrado a algum paninho ou brinquedo de sua preferência.

Podemos vê-lo bem durante a mamada, o banho, a troca de fraldas, o descanso, as brincadeiras, na relação com as pessoas, na exploração dos objetos ou mesmo nos possíveis "sonhos" agradáveis durante o sono.

Igualmente acontece com o estado de mal-estar. Ele pode estar presente durante as mesmas atividades, dificultando sua fluência e deixando o bebê irrequieto e irritado.

As dores, as inflamações, o acúmulo de gases, as otites, o surgimento dos primeiros dentes e as febres são certamente situações nas quais o bebê tende a entrar na "atitude de extensão", expressando seu incômodo.

Algumas dessas situações precisarão da intervenção do médico.

Podemos observar, assim, a estreita ligação entre as funções vegetativas, as necessidades básicas de sobrevivência do bebê e sua motricidade: se ele se sente bem, seu corpo se organiza de forma harmoniosa; se ele se sente mal, seu corpo se desorganiza.

O mesmo acontece com os estados emocionais. Ao sentir medo ou perigo, sua respiração se altera, há uma mudança nos batimentos cardíacos, os músculos se contraem, as costas arqueiam, e novamente a posição de mal-estar se instala.

Diante disso, em um gesto espontâneo, freqüentemente estendemos os braços para o bebê trazendo-o ao colo, pressionando seu corpo contra nosso peito, em uma atitude de contenção e acolhimento.

O bebê precisa do contorno que o acalma e tranqüiliza. Solto no espaço, ele terá maior dificuldade em se reorganizar tanto física quanto emocionalmente.

É interessante como em muitas culturas os bebês são enrolados em panos, envoltos em cueiros tal qual faziam nossas bisavós com seus nenês. O objetivo dessas amarrações em torno do corpo do bebê era "fortalecer" seu corpo e endurecer sua postura; entretanto, de acordo com a nova perspectiva psicomotora, podemos entender outros sentidos para esses hábitos e adaptá-los, na medida do possível, às necessidades de nossas crianças.

Antes de continuar explicando como essas posições acontecem no corpo do bebê, quero enfatizar que não devemos enrolar e conter indiscriminadamente todos os pequenos. Mais uma vez, é preciso levar em conta o temperamento da criança. Alguns bebês precisam menos de contenção do que outros e gostam menos de colo do que outros. Devemos respeitá-los. Todavia, é importante ajudá-los a se organizar no enrolamento–agrupamento (posição de bem-estar) mesmo fora do colo.

A alternância entre um estado e outro parece formar o equilíbrio saudável do desenvolvimento da criança.

Aprender a organizar-se em posição de bem-estar dá maior margem para que a criança viva as experiências de forma positiva. Por isso, sempre que possível, ajudamo-nas a organizar o corpo – sem cometer o grande erro de impedir que as posições de extensão aconteçam.

AS ESCALAS DE AVALIAÇÃO DE BEM-ESTAR DO BEBÊ

DURANTE A ÚLTIMA METADE DO SÉCULO PASSADO, a preocupação em avaliar, de maneira segura, o estado de saúde do recém-nascido gerou a elaboração de vários métodos de avaliação.

Entre eles, está a Escala de Avaliação Neonatal de Brazelton (EANB), criada pelo pediatra T. Berry Brazelton e sua equipe em 1973. Essa escala avalia os recém-nascidos a termo, a partir de 48 horas de seu nascimento até o final do segundo mês de vida. A EANB tem sido amplamente utilizada por médicos, pediatras, enfermeiros, clínicos e terapeutas, entre outros profissionais da área.

Das séries de itens avaliados, que só interessam aos profissionais, selecionei alguns tópicos que estão de acordo com os princípios que vão organizar nossos gestos de cuidado com o bebê.

Papai e mamãe, vocês não estão habilitados para testar seus bebês, OK?

Itens selecionados:

1 A postura preferencial do recém-nascido a termo é a de flexão dos membros, com esporádico relaxamento e extensão destes. (A flexão é o padrão motor predominante até o terceiro mês.)

2 Puxar para sentar: quando o adulto coloca um dedo indicador em cada uma das palmas da mão do bebê, a resposta deste será agarrar-se. Ao ser puxado para a posição sentada, o bebê tenta endireitar a cabeça.

3 Avaliação da capacidade do bebê de levar a mão à boca.

4 A busca de sucção e sucção efetiva: a força e a qualidade da sucção.

5 A capacidade do bebê de organizar-se no agrupamento.

6 Contato e pressão das mãos e dos pés com superfícies.

AS POSIÇÕES DE BEM-ESTAR E MAL-ESTAR

"DESDE O NASCIMENTO, certas posições são acompanhadas por sensações de bem-estar, enquanto outras, ao contrário, estão ligadas às sensações de desconforto e mal-estar. As posições de bem-estar são aquelas em que a criança está reagrupada sobre si mesma" (Béziers; Hunsinger, 1994).

O trabalho de Piret, Béziers e Hunsinger orienta nosso olhar sobre os gestos do bebê e seus estados interiores. As autoras desenvolveram, ao longo de sua trajetória profissional, um profundo e complexo estudo sobre a motricidade humana e suas origens no desenvolvimento do bebê (em português, podem ser encontrados: *O bebê e a coordenação motora*, de Béziers e Hunsinger, e *A coordenação motora*, de Béziers e Piret, ambos publicados pela Summus Editorial).

A seguir, farei um resumo de alguns dos conceitos criados pelas autoras a fim de que pais e cuidadores possam aplicá-los de maneira simples em seus gestos de cuidado. Para o aprofundamento desses temas, sugiro a leitura das obras acima referidas.

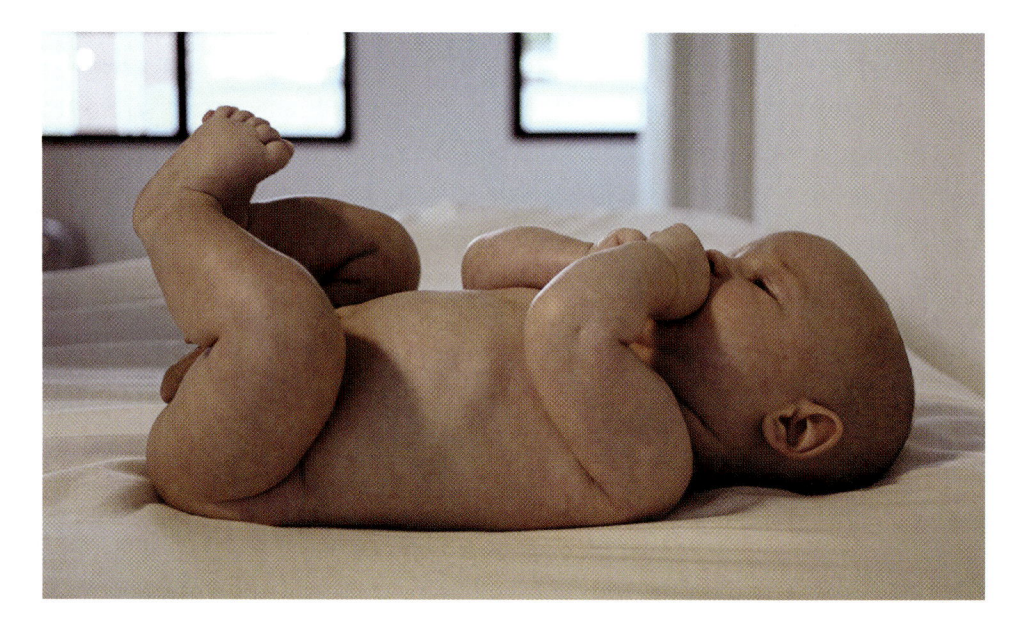

AS POSIÇÕES DE BEM-ESTAR

A POSIÇÃO DO BEBÊ da foto acima representa o conceito de **enrolamento e agrupamento**, movimentos descritos pelas autoras de *O bebê e a coordenação motora* como **posições de bem-estar**.

O corpo movimenta-se espontaneamente na direção do agrupamento. Esse movimento acontece de forma global, inicialmente reflexa, reunindo todas as partes do corpo do bebê em torno de seu centro. Cabeça e bacia aproximam-se ao redor do umbigo, promovendo o movimento de enrolamento.

As mãos unem-se na frente do olhar mediante a flexão dos braços.

As pernas também estarão flectidas e os pés, organizados um em direção ao outro.

Durante as sessões de fotos, tive o cuidado de não preparar os bebês em poses fotográficas. Ao contrário, pedi à fotógrafa que os registrasse em suas movimentações e posturas espontâneas. O interessante foi observar a "universalidade" do gesto humano. Ao revelar as fotos, reconhecemos esses pa-

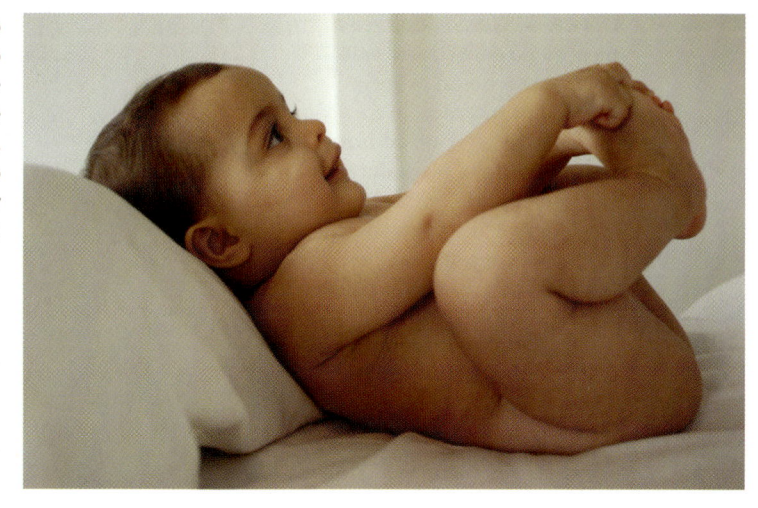

A criança maior experimenta o enrolamento–agrupamento brincando com os pés. Existe uma mobilidade ao enrolar-se em torno do centro do tronco, na região do umbigo, e ao mesmo tempo ao aproximar pés e mãos na frente do olhar.

drões de movimentos em todos os bebês fotografados. Tenho essa mesma experiência, em uma escala muito maior, nos atendimentos que realizo em creches públicas da cidade de São Paulo. Nessas situações, lido com um número muito grande de bebês e posso observar as estruturas básicas, de bem-estar e mal-estar, expressas em suas posturas.

Os músculos dos lábios e todos aqueles envolvidos na sucção e na deglutição são muito ativos no bebê e participam do movimento de enrolamento da cabeça. Mediante a contração dos músculos da boca, haverá um encadeamento de ações musculares que se propagam por todo o tronco. Em oposição ao

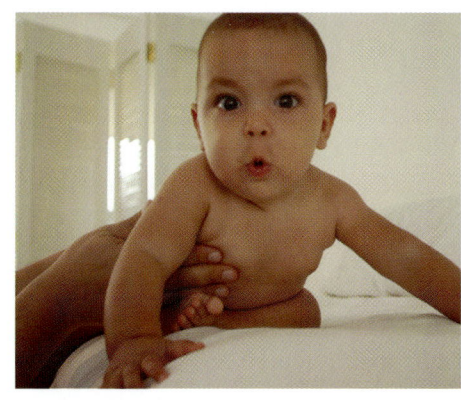

A ação muscular se propaga, dos músculos da boca para o tronco e os braços.

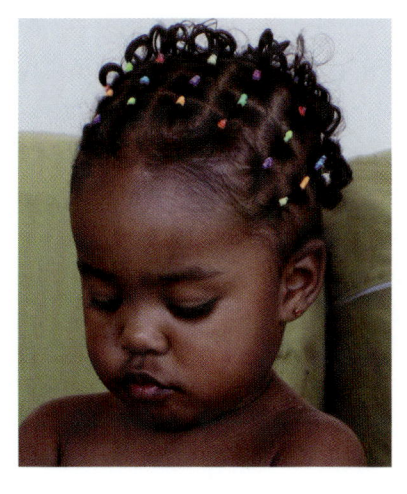

Podemos observar na menina a tensão dos músculos do rosto, em torno da boca, acionando o movimento de enrolamento da cabeça. Ela controla o movimento até que seu olhar alcance os objetos em suas mãos.

O método G.D.S. descreve a posição de enrolamento do bebê em torno do próprio centro por intermédio da ação dos músculos localizados na parte anterior e mediana (AM) do tronco. Essa reação muscular corresponde a uma atitude psico-comportamental de que trataremos adiante.

G.D.S.

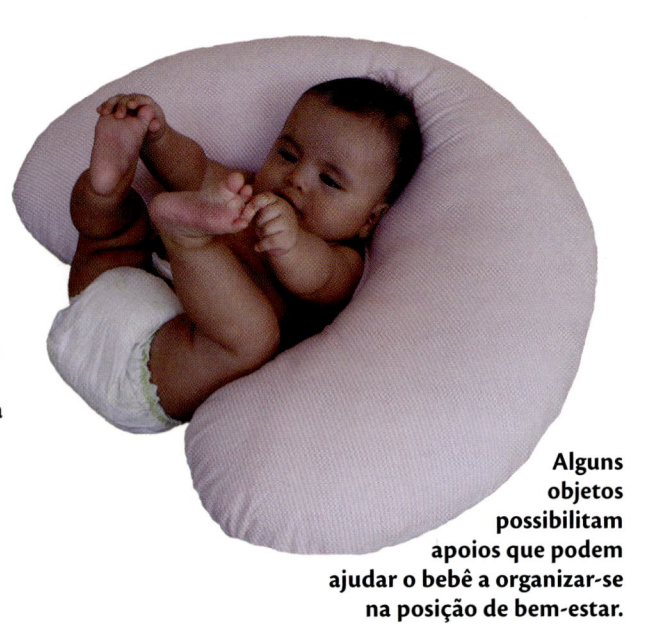

Alguns objetos possibilitam apoios que podem ajudar o bebê a organizar-se na posição de bem-estar.

enrolamento da cabeça, a bacia responde com a contração dos músculos do assoalho pélvico (períneo) enrolando-se na direção do umbigo. O enrolamento se completa.

O movimento de enrolamento e agrupamento deixará sua condição de movimento reflexo e fará parte da motricidade voluntária da criança.

Do ponto de vista psíquico, o bebê sente-se em uma unidade. Todas as partes de seu corpo reunidas em torno de um centro permitem a ele sentir-se seguro e tranqüilo.

AS POSIÇÕES DE MAL-ESTAR

As POSIÇÕES DE MAL-ESTAR podem ser observadas em situações nas quais o bebê experimenta algum tipo de incômodo, dor ou desequilíbrio. Como descrevemos anteriormente, nessas situações a criança não é capaz de manter o apoio nos músculos anteriores do tronco, perdendo assim a possibilidade de agrupar-se e enrolar-se em torno do próprio centro.

Os músculos do eixo posterior do corpo contraem-se, arqueando as costas. A cabeça é jogada para trás, os braços abrem-se e também são atirados para trás. As mãos ficam fora do campo de visão. O bebê chora, inconsolável. Torna-se difícil acolhê-lo com o corpo tão tenso e os movimentos bruscos e desorganizados.

Quando vamos trazê-lo ao colo, a cabeça e o corpo pendem para trás. O bebê não consegue entrar em relação com o olhar do adulto.

Do ponto de vista psíquico, há a perda da noção de unidade; as sensações de si passam a ser parciais.

Nem todas as situações de mal-estar vividas pelo bebê alcançam esse grau extremo de desorganização. No entanto, mesmo em graus menores de expressão, essas posturas descentradas podem ser vividas pelo bebê como pequenas dificuldades diárias de se tranqüilizar, de tornar plenas as mamadas, de recuperar o sono e a qualidade do relacionamento com as pessoas e com o mundo ao redor.

Por isso, em nossos gestos com a criança, procuraremos sempre proporcionar a ela a organização corporal correspondente às sensações de bem-estar.

Muitas vezes, encontro crianças que passaram por algum tipo de incômodo ou doença e, mesmo tratadas de seus males, mantêm a desorganização motora em extensão. Essas crianças vão precisar de nossos gestos reorganizadores para recuperar o sentido pleno do bem-estar.

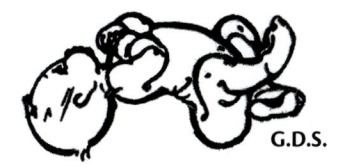

As posições em extensão são descritas pelo método G.D.S. e se relacionam com a ação dos grupos musculares posteriores e medianos (PM) que recobrem a parte posterior do tronco. As posições em excesso de extensão estão ligadas ao mal-estar. Adiante, observamos o equilíbrio de forças desses diferentes grupos musculares (AM e PM) no gesto saudável da criança.

A TORÇÃO

Partindo da movimentação espontânea e reflexa, o bebê experimentará outra possibilidade de movimento além do enrolamento e da extensão: a torção.

A torção permite a rotação do tronco sobre a bacia e relaciona os dois lados do corpo.

A partir daí, o bebê pode observar não apenas aquilo que se posiciona em frente do seu olhar, mas todo o ambiente ao redor.

Em um giro de grande amplitude, o olhar pode percorrer todo o espaço: aonde vai a mão, segue o olhar...

Nos planos psíquico e comportamental, esse movimento coloca o bebê em contato com o mundo.

Um complexo sistema de músculos e articulações se coordena, permitindo ao bebê cruzar um lado do corpo com o outro, relacionando o braço direito com a perna esquerda e vice-versa. Esse sistema será utilizado em movimentos como rolar, engatinhar, caminhar. A torção estará presente

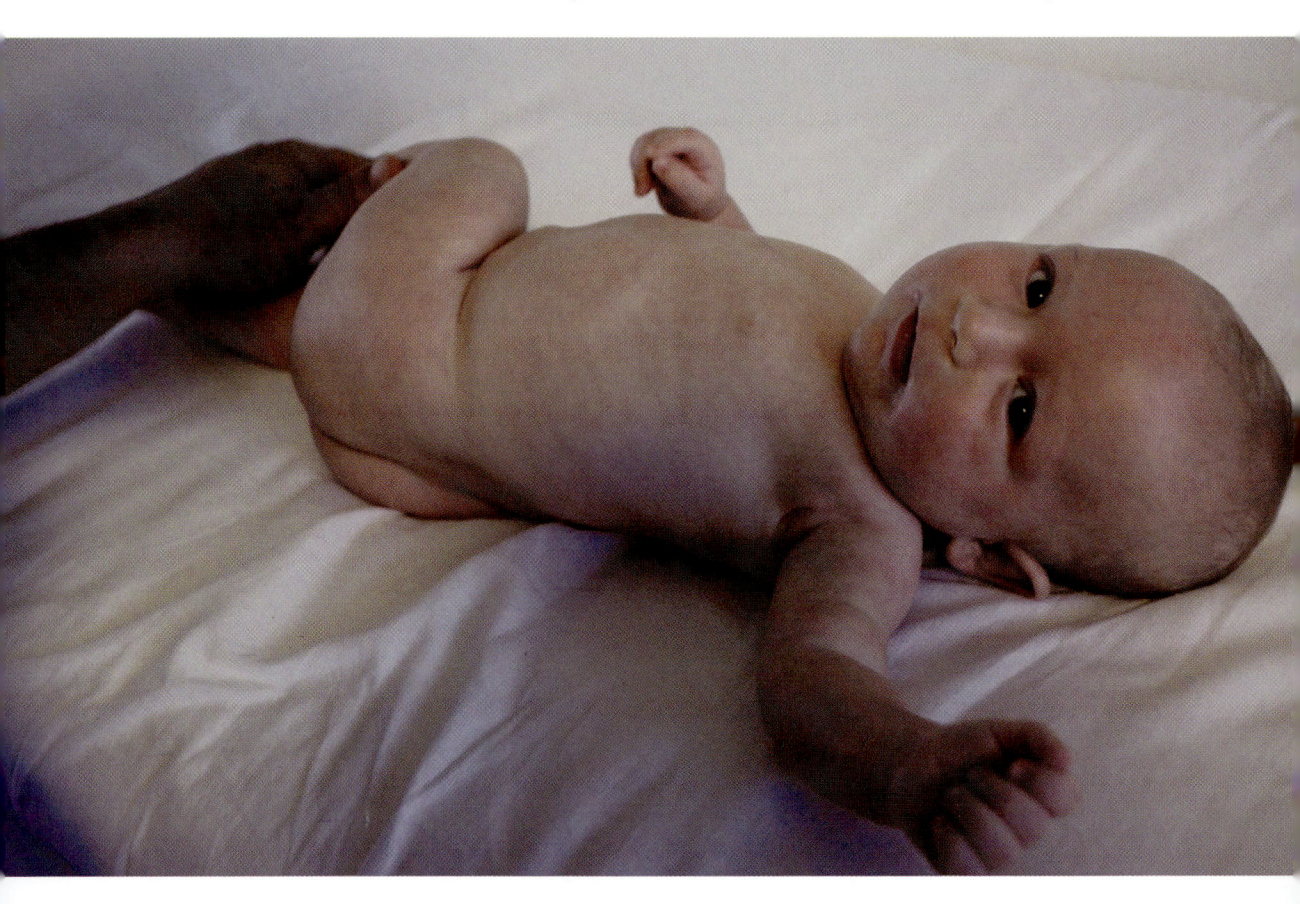

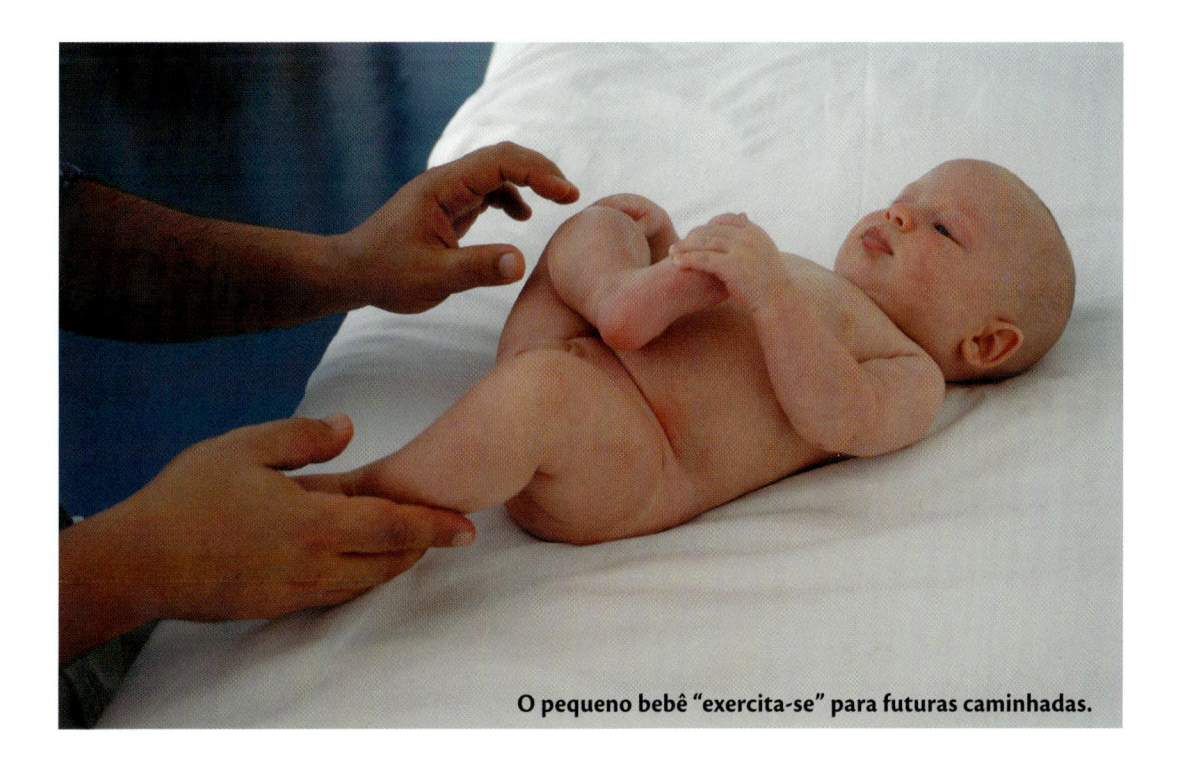

O pequeno bebê "exercita-se" para futuras caminhadas.

também nas futuras atividades artísticas, a exemplo da dança, da capoeira e dos demais esportes.

Com os movimentos do corpo, o bebê cria caminhos neurais entre um hemisfério e outro do cérebro.

O TOQUE DE BOAS-VINDAS!

Com as mãos, podemos dar boas-vindas aos recém-nascidos e repetir essa seqüência com bebês de todas as idades.

Algumas pessoas têm medo ou aflição de tocar no recém-nascido, temendo por sua fragilidade. É claro que, para quem nunca pegou um bebê no colo (e isso é bastante comum em nossa sociedade), será uma experiência nova.

O sentido do título "O toque de boas-vindas" servirá tanto para o bebê recém-chegado em nosso mundo quanto para o adulto, a mãe, o pai ou o cuidador recém-chegado nesse universo de proporções diminutas: às vezes, um bebê cabe na palma da mão de um adulto.

Então vamos, de fato, desenvolver uma nova habilidade, um gesto cuidadoso e minucioso, que nos servirá de linguagem para a comunicação com os pequenos. Porém, os adultos se surpreenderão com a força com que o bebê é capaz de agarrar-se ou de empurrar o pé contra um apoio, e se surpreenderão também com a própria habilidade em manipular o corpo da criança.

Em um ambiente aquecido, devemos deixar que o bebê experimente as sensações do corpo apoiado sobre uma superfície segura e explore livremente seus movimentos.

Garantimos nossa presença com a voz, o olhar e a atenção.

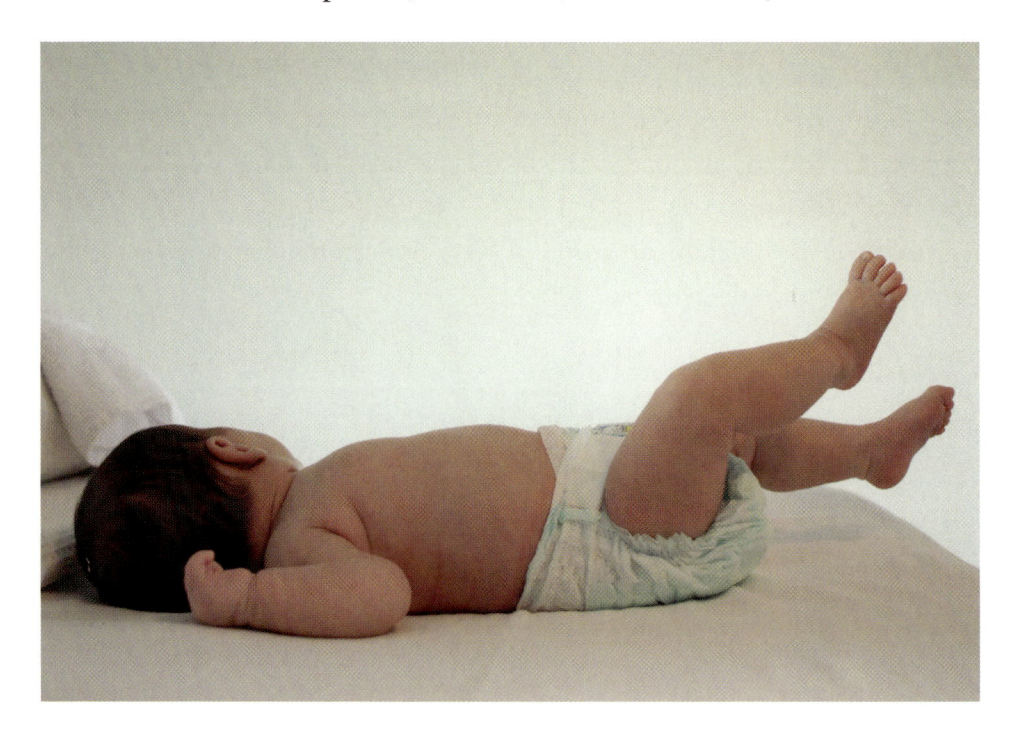

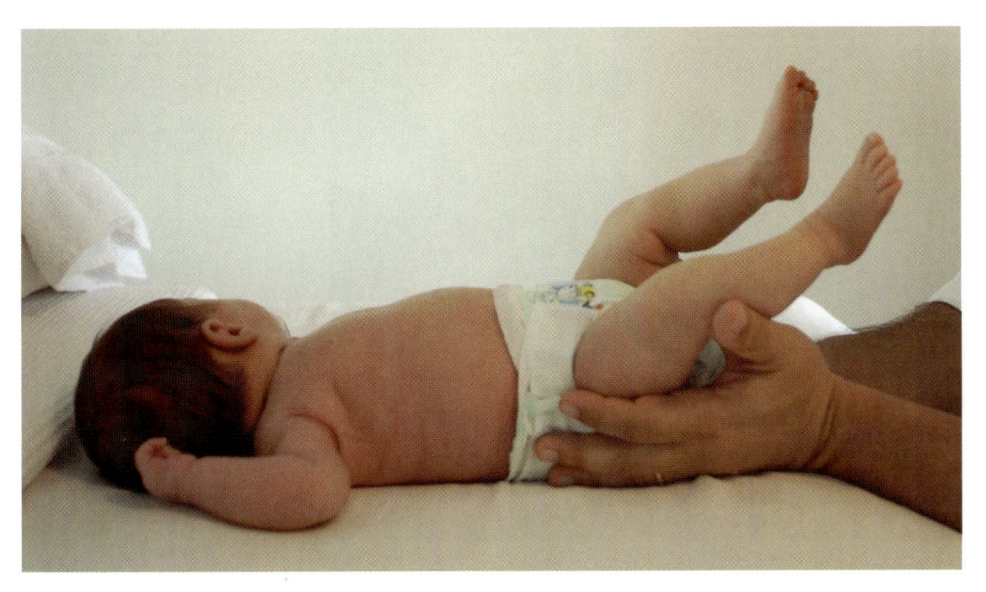

As mãos aproximam-se do corpo do bebê tocando a região da bacia. É o início do contato.

É importante permanecermos por algum tempo com o mesmo toque para que ele possa identificar o calor das mãos, a leve pressão sobre seu corpo e nossa aproximação.

Mantendo a bacia em nossas mãos, podemos fazer um pequeno movimento de sustentação e, em seguida, o balanço de um lado para o outro. Um vai-e-vem suave e ritmado.

Em seguida, uma mão mantém contato com a bacia, enquanto a outra toca a planta dos pés.

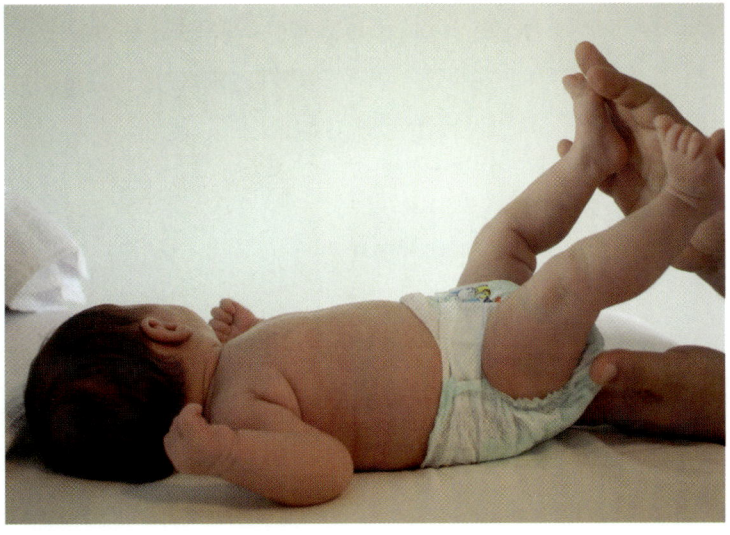

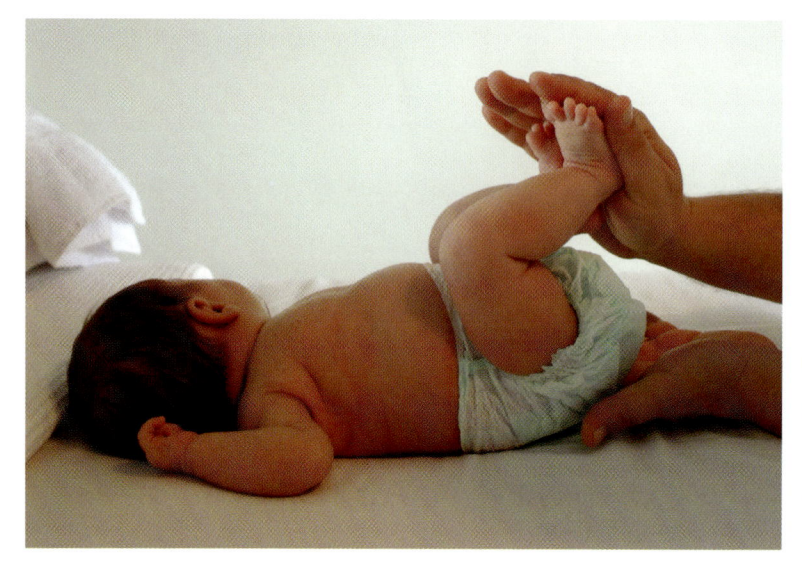

Freqüentemente, a resposta do bebê será empurrar os pés contra a mão do adulto.

Fazemos então uma leve resistência a seu movimento. O bebê diverte-se encontrando algo para empurrar. Adequamos nossa resistência à força de suas pernas.

Mantendo um bom contato dos pés do bebê com nossas mãos, e um apoio sob sua bacia, iniciamos o movimento de flexão das pernas, dobrando-as sobre seu tronco. A bacia acompanha o movimento, enrolando-se na direção do umbigo – repetimos essa manobra algumas vezes. Sustentamos por mais tempo a posição de flexão. Esse movimento costuma aliviar o mal-estar causado pelos gases.

Agora, a bacia já pode se enrolar de maneira global. Observamos na foto acima a relação dos braços do bebê – até então soltos ao lado do corpo –, que começam a participar do enrolamento, iniciando o movimento de aproximação das mãos uma em direção à outra, como na foto ao lado.

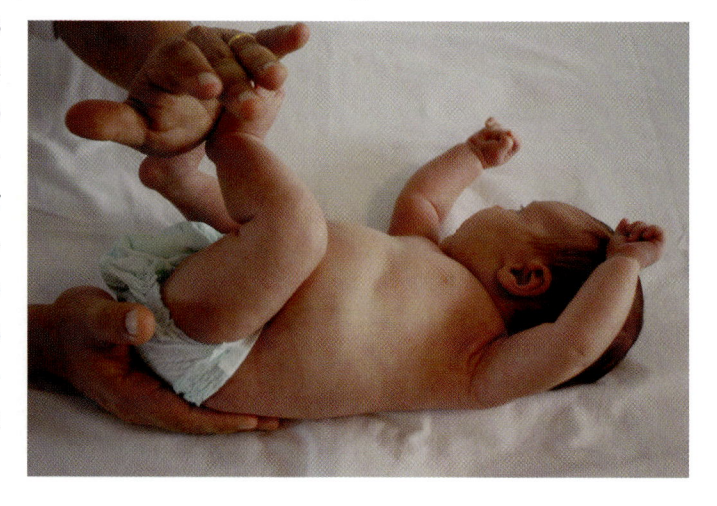

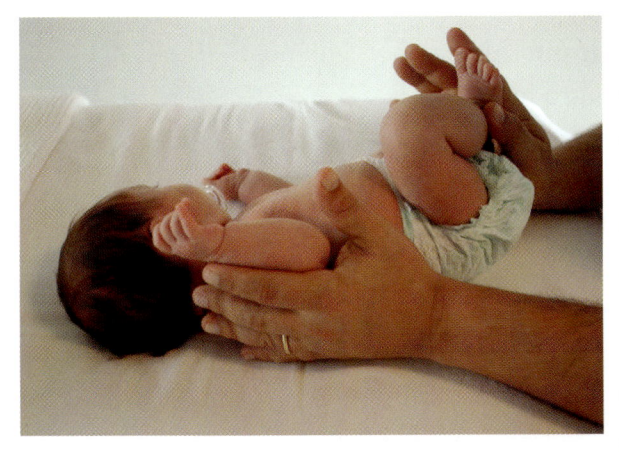

Mantendo a posição de enrolamento da bacia e a flexão das pernas, podemos partir para a organização dos braços, ajudando a agrupar as mãos do bebê na frente do corpo.

A mão do adulto envolve o ombro do bebê e oferece um apoio na lateral do seu tronco. Com esse apoio, gira o corpo do bebê para o lado. O adulto desliza a mão, partindo do ombro e seguindo pelo braço até chegar à mão do bebê. Podemos repetir esse gesto algumas vezes, partindo sempre das costas até chegar à mão, como se estivéssemos enrolando seu corpo com um xale, de trás para frente. Quanto maior a mão do adulto, maior a superfície tocada.

Em seguida, dedicaremos algum tempo a explorar a mão do bebê. Ao tocar sua pequena mão, procuramos o contato com a palma, abrindo delicadamente seus dedos e deixando que ele se agarre em nós.

Direcionamos sua mão para a frente do corpo. Procuraremos sempre massagear a mão do bebê, posicionada de tal maneira que ele seja capaz de enxergá-la ao mesmo tempo em que sente nosso toque. Com a outra mão, oferecemos um apoio à sua cabeça, impedindo que ela seja jogada para trás.

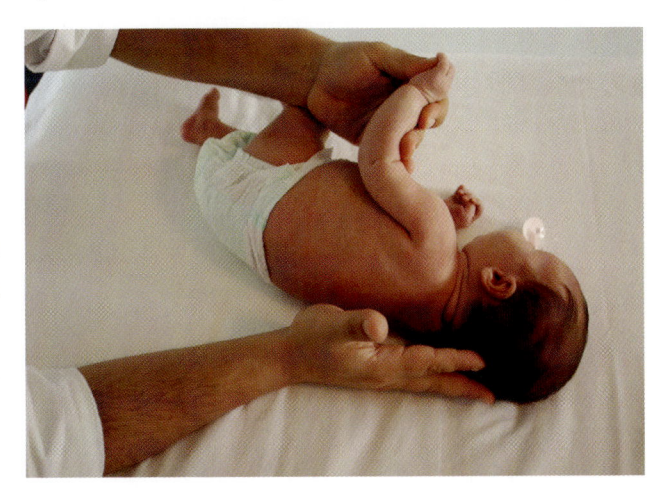

Fazemos essa seqüência de um lado e depois giramos o bebê para o lado oposto, trabalhando então o outro braço.

À medida que nos familiarizamos com essa "conversa de toques", vamos perdendo a inibição ou o medo de tocar seu corpo de aparência frágil.

A força de agarrar é muitas vezes impressionante.

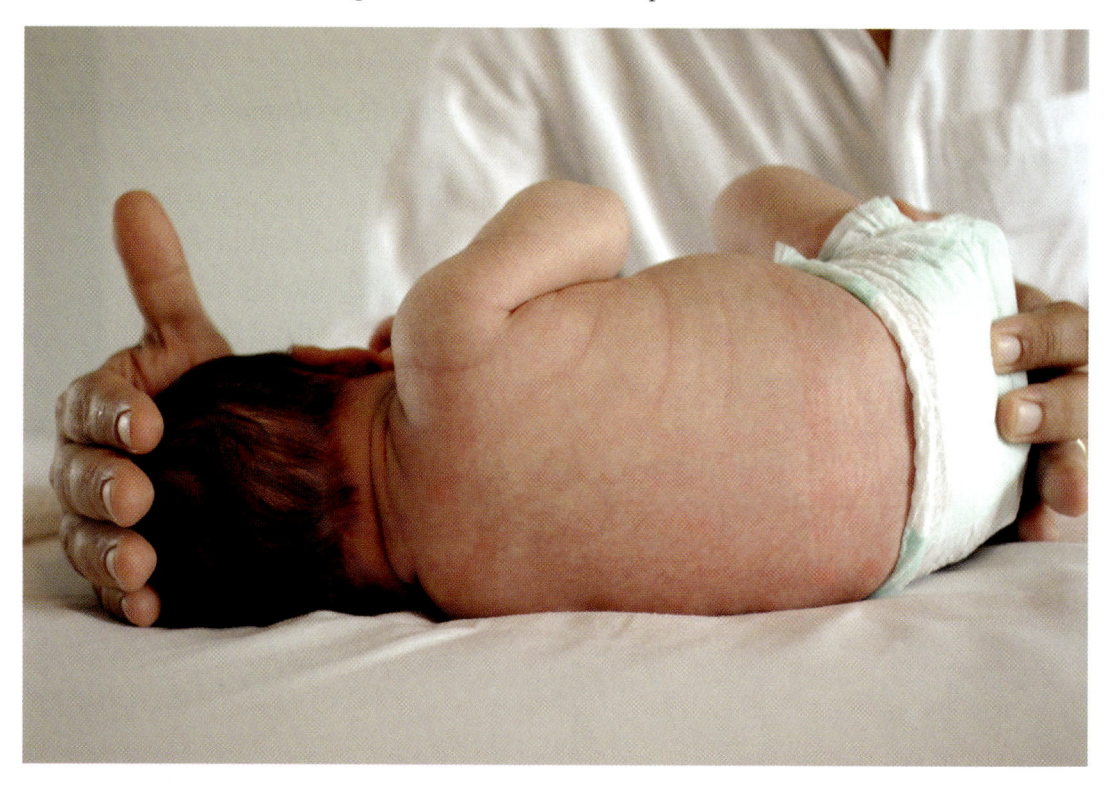

Finalizamos a seqüência de toques organizadores no corpo do bebê dando a ele a sensação de globalidade. Uma mão mantém o contato com a cabeça, enquanto a outra envolve os pés e a bacia. O bebê bem "agrupado" toca as próprias mãos.

Não indico o uso de óleos de massagem para esses toques. O óleo pode escorregar, dando menos firmeza aos apoios oferecidos pelo adulto.

Nos dias frios, a seqüência pode ser realizada com o bebê vestido.

COMO LEVANTAR O BEBÊ APOIADO NA AÇÃO DOS MÚSCULOS ANTERIORES DO TRONCO[1]

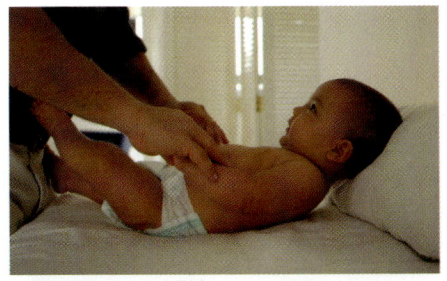

1. Repouso e posicionamento.

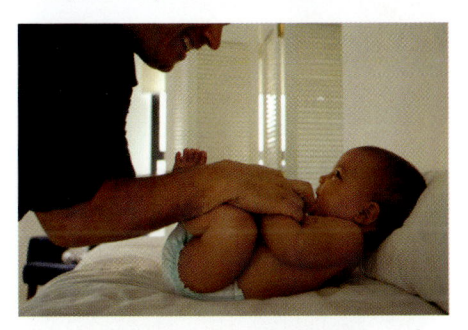

2. Os músculos se contraem, agrupando o corpo do bebê. É o momento da preparação para o deslocamento.

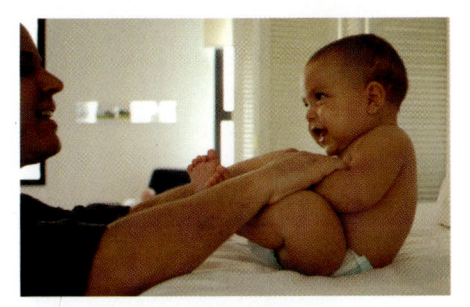

3. A tensão aumenta, gerando o movimento que se associa ao impulso dado pelo adulto. O deslocamento acontece.

LEVANTAR O BEBÊ é um gesto automático, repetido muitas vezes ao dia. Oferecemos um bom apoio para que ele possa se agarrar firmemente. Observaremos três fases do movimento:

1 posicionamento;
2 contração;
3 deslocamento.

As passagens entre uma fase e outra se dão de forma fluente; no entanto, podemos sentir nas mãos o momento em que a criança já se posicionou, iniciou a contração e está pronta para receber nosso impulso e deslocar-se levantando.

---

1 Estas orientações foram baseadas nas obras de Piret, Béziers e Hunsinger citadas anteriormente.

A ORGANIZAÇÃO DO MEMBRO SUPERIOR: OMBROS, BRAÇOS E MÃOS[2]

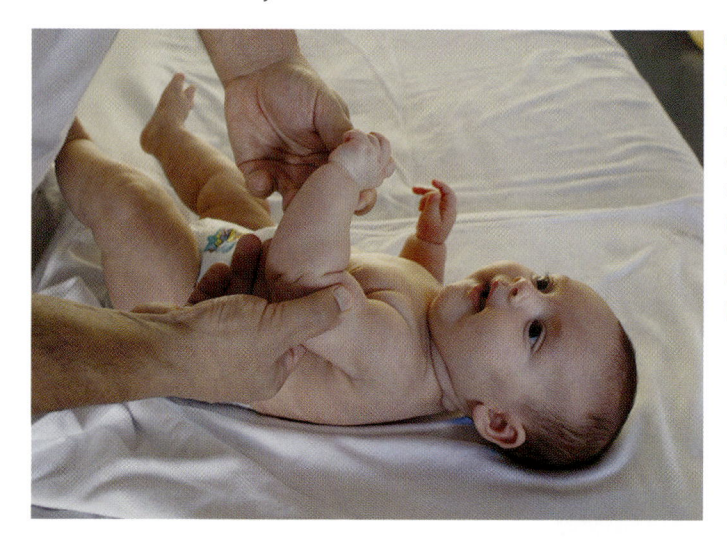

O adulto apóia o polegar na palma da mão do bebê. O bebê o agarra. Os cotovelos devem ser mantidos em flexão e girados para fora para que o encadeamento da tensão muscular possa ocorrer.

Os braços são posicionados com os cotovelos dobrados e as mãos aproximadas uma da outra. Dessa forma, o bebê consegue encontrar a força necessária para enrolar a cabeça e o tronco e erguer-se.

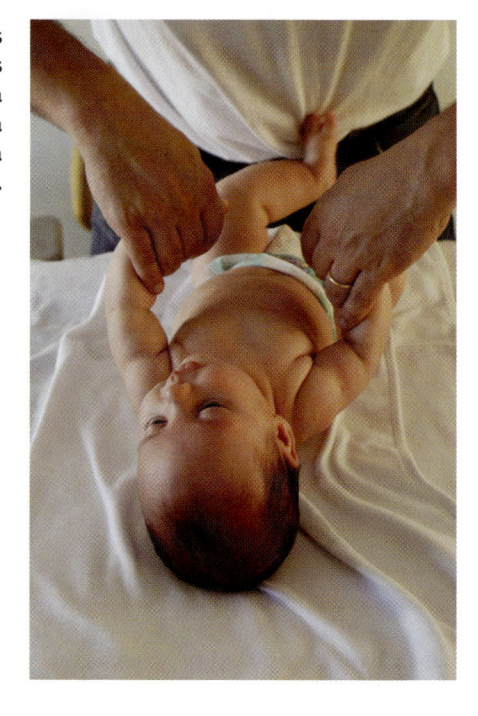

2   Orientações baseadas nas obras de Piret, Béziers e Hunsinger.

POSIÇÃO INCORRETA DE LEVANTAR O BEBÊ

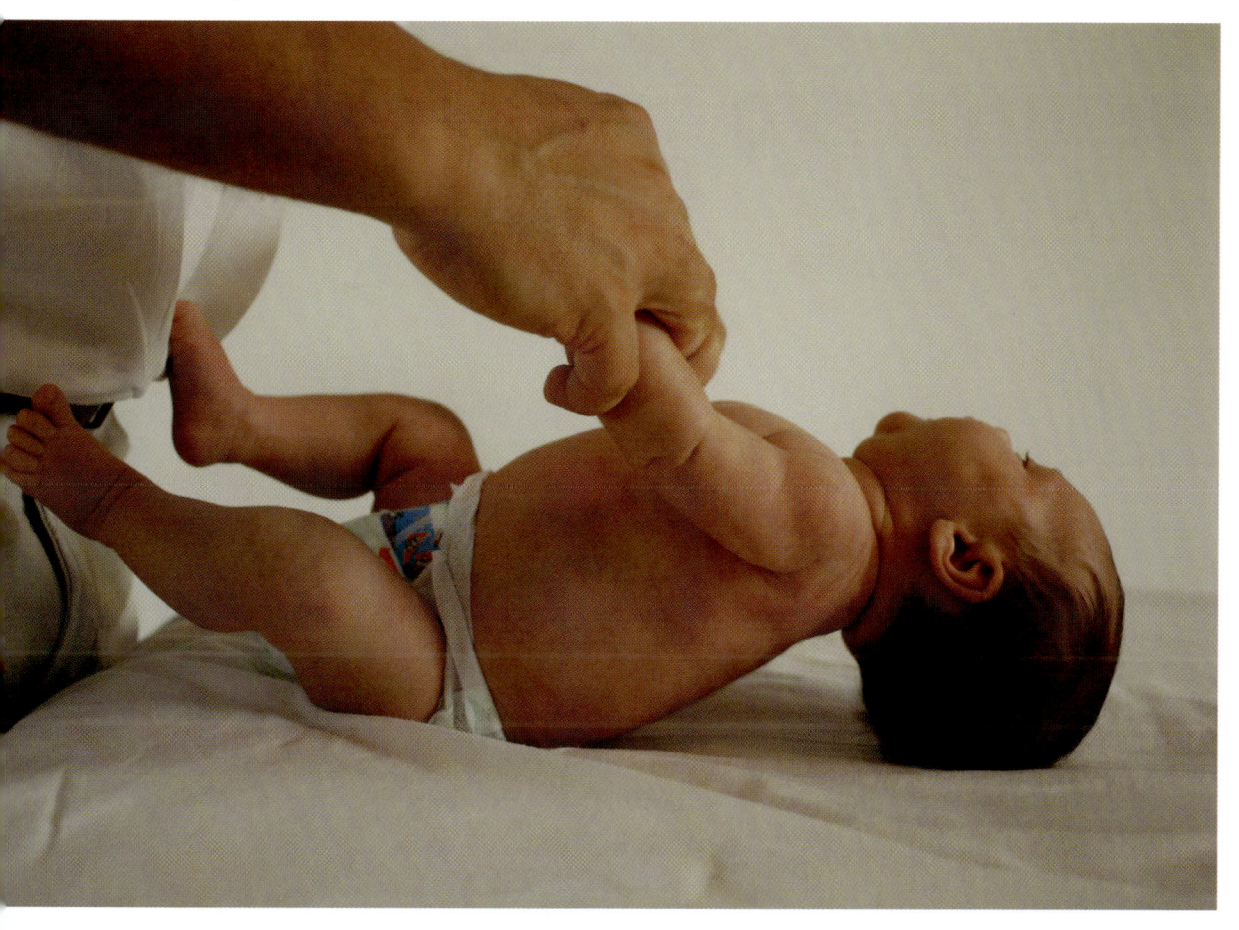

É PRECISO EVITAR que nesse gesto diário o bebê jogue a cabeça para trás.

Na foto acima, ele ainda não é capaz de enrolar a cabeça. No que se refere à cronologia, essa organização varia de bebê para bebê. No caso da foto, o gesto do adulto também não favorece essa organização. Os cotovelos do bebê não foram mantidos em flexão; ao contrário, seus bracinhos estão esticados, a cabeça jogada para trás, e não houve tempo para a realização das três fases do movimento.

A ORGANIZAÇÃO DOS MEMBROS INFERIORES
NA PASSAGEM PARA O AGRUPAMENTO[3]

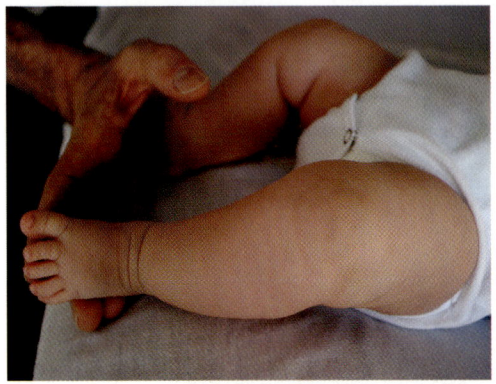

Intuitivamente, brincamos de levar o pé do bebê em direção à sua boca.

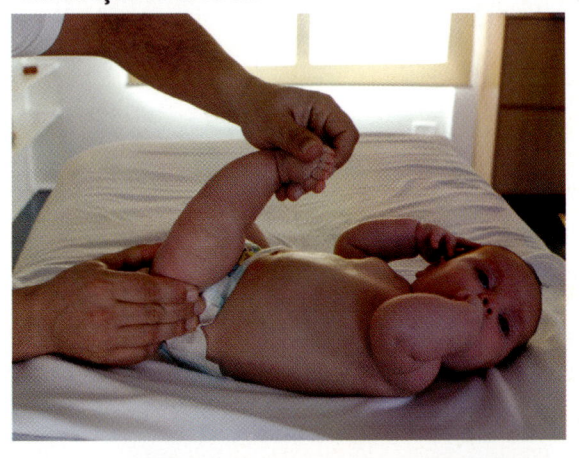

Diversos autores observam como os bebês procuram pontos de apoio, nos pés, na cabeça e nas mãos.

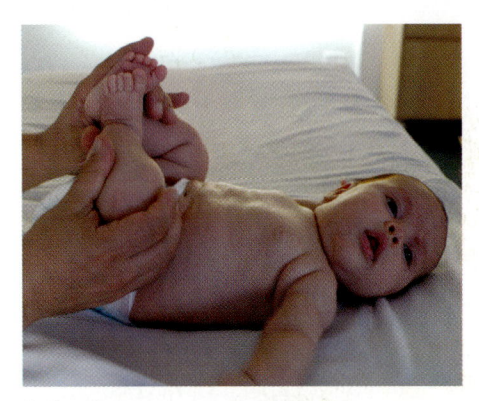

Estimulamos o contato dos pés levando-os um em direção ao outro.

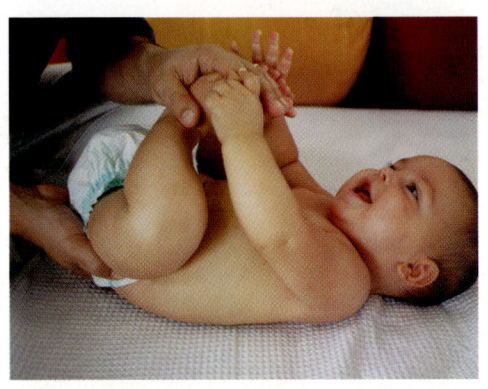

O bebê organiza-se no jogo e na brincadeira da descoberta de seu corpo.

3 Segundo a teoria de Piret, Béziers e Hunsinger.

122

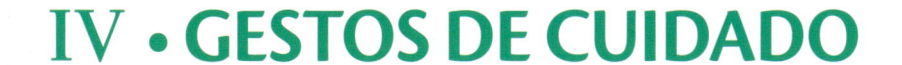

IV • GESTOS DE CUIDADO

Este bloco começa com um texto de Godelieve
Denys-Struyf. Em seguida, tratarei dos gestos de
cuidado realizados na rotina do bebê,
como o colo, o banho, a mamada e o sono.
Veremos como o adulto, em atitudes simples, pode
favorecer o desenvolvimento saudável e harmonioso
da coordenação motora do bebê.
Observações sobre a postura do adulto serão
incluídas nos cuidados que favorecem o bom
andamento de todas essas atividades.

A HORA DE MIMAR

Godelieve Denys-Struyf[1]

EM ALGUMAS REGIÕES DA ÁFRICA, seguindo as tradições culturais, as famílias consideram que os quarenta dias que se seguem ao nascimento do bebê ainda fazem parte de seu processo de gestação. Nesse período, o ventre da mãe é considerado "aberto" e o bebê deve permanecer em contato direto com ela, amarrado a seu corpo e envolvido por panos. Ele é nutrido, em permanência, pelo toque, pelo corpo e pelo leite da mãe. Durante esses dias, a mulher, rodeada pela família, é tratada como uma rainha e não fará outra coisa senão cuidar de si e de seu bebê. Em seguida, a retomada das atividades não representa ainda a separação da mãe e da criança. Esta será carregada junto ao corpo da mãe, acompanhando-a nas atividades da cozinha e do campo, percebendo os ritmos de seu corpo e participando das atividades familiares.

As famílias africanas seguem, nesse início da vida, os ritmos e as necessidades do bebê. Nessas culturas, quando o bebê cresce, por volta dos 6 anos, muda de *status*, tomando lugar entre os adultos. Participa utilmente, ajudando e se responsabilizando por algumas tarefas de casa: "Papai e mamãe precisam de mim, eu devo e posso ajudá-los, eu sou importante!"

A criança sente-se orgulhosa por assumir tarefas e responsabilidades. Pouco a pouco, reconhece a disciplina que vai colaborar com seu crescimento.

Nossa realidade é certamente diferente daquela vivida pelas famílias africanas. Entre nós, resquícios de um pensamento aparentemente ultrapassado ainda nos trazem a idéia de que devemos disciplinar nossos bebês a partir de suas primeiras horas de vida, criando horários fi-

---

1 De família belga, Godelieve Denys-Struyf nasceu no antigo Congo Belga, onde morou, até os 16 anos, em uma fazenda de cacau.

xos e rígidos para a mamada e para o sono, regulando todas as suas necessidades. Apoiados nesse pensamento, em um passado não muito distante dos nossos dias, deixávamos que o bebê chorasse à noite para que aprendesse a dormir como adulto; e durante o dia dormia em seu quarto, isolado do convívio da família. Era importante não "estragar" o bebê com mimos, com colo; ao contrário, tínhamos de instalar bons hábitos o mais rápido possível.

Ao crescerem, os bebês criados inicialmente sob essa "disciplina de ferro", na qual até o colo era medido para não estragá-los, muitas vezes tornavam-se crianças instáveis, agitadas, irritadas. Os pais se queixavam, perdidos, sem saber como lidar com seus filhos carentes. A rigidez dos primeiros meses era substituída por "mimos insanos". Quanto mais a criança crescia, mais eles obedeciam ao pequeno "reizinho". Compreendemos assim que, em nossa cultura, invertemos a ordem das coisas.

André Trindade

O COLO

Em DIVERSAS CULTURAS, encontramos variações na forma de carregar o bebê; esse gesto foi de extrema importância para o desenvolvimento da humanidade. Devemos lembrar que nossos bebês, ao contrário de outros mamíferos, nascem despreparados em sua autonomia de sobrevivência. Portanto, para nossos ancestrais, carregar seus bebês de forma eficiente foi uma garantia da continuidade da vida.

Vemos diferentes formas de amarrar os bebês alinhados junto do corpo das mães. Isso lhes possibilitou ficar com as mãos livres para realizar seus trabalhos e atividades. Além disso, essa proximidade proporcionou o contato corpo a corpo, tão importante para a formação do vínculo amoroso.

Em nossa cultura, passamos menos tempo com os bebês no colo. No entanto, grande parte das pesquisas sobre o desenvolvimento infantil apontam o colo como espaço importante e facilitador das trocas afetivas.

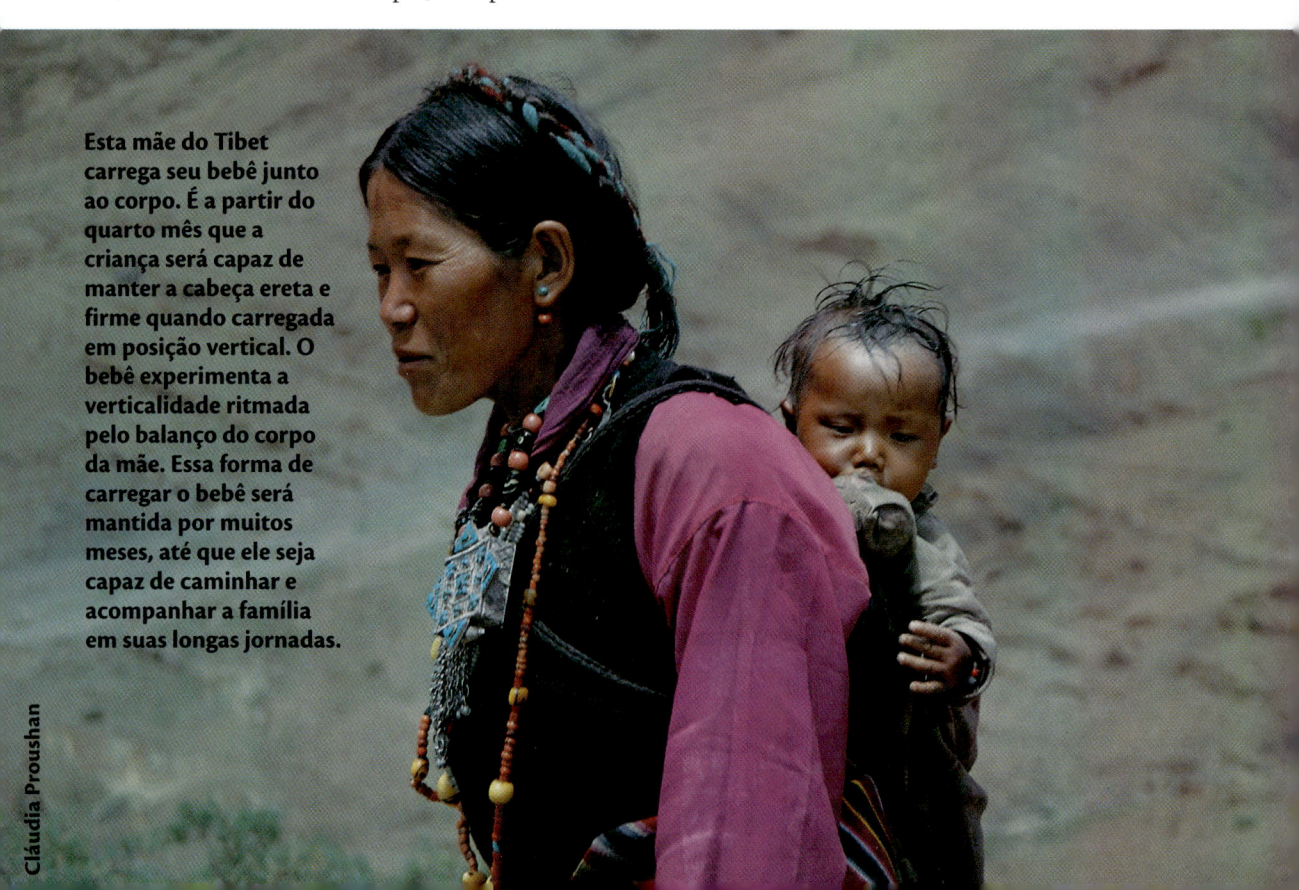

Esta mãe do Tibet carrega seu bebê junto ao corpo. É a partir do quarto mês que a criança será capaz de manter a cabeça ereta e firme quando carregada em posição vertical. O bebê experimenta a verticalidade ritmada pelo balanço do corpo da mãe. Essa forma de carregar o bebê será mantida por muitos meses, até que ele seja capaz de caminhar e acompanhar a família em suas longas jornadas.

Cláudia Proushan

PODEMOS IDENTIFICAR duas intenções diferentes em relação ao colo. A primeira é a de transportar o bebê de um lugar a outro; a segunda, a do colo do acolhimento, da troca de afetos, espaço de relação. Essas duas intenções podem estar presentes ao mesmo tempo, mas tratarei de cada uma separadamente.

O COLO DO TRANSPORTE

SUSTENTAR O BEBÊ no colo por longos períodos pode não ser uma tarefa fácil, principalmente quando não sabemos utilizar as corretas alavancas criadas por nossas articulações e músculos. Em relação à mãe, são necessários alguns cuidados sobre seu corpo e postura.

Carregar o bebê depende da ação de todo o corpo do adulto, e não somente dos braços. É fundamental flexionar os joelhos a fim de preservar a saúde da coluna vertebral.

Muitas vezes, o que mais cansa não é o deslocamento propriamente dito, mas as situações em que a mãe tem de sustentar por algum tempo o bebê no colo, parada, em pé, no mesmo lugar.

Nesses casos, proponho que a mãe flexione os joelhos, dê um passo à frente com um dos pés e inicie um pequeno balanço, transferindo o peso de um pé para o outro. É importante alternar, vez ou outra, o pé que está na frente.

O bebê se beneficiará desse embalo, e a mãe aliviará a pressão sofrida na coluna vertebral. A mãe deve experimentar essa postura, pela primeira vez, sem o bebê no colo, para que esteja segura de seus movimentos.

Posição correta

A.J.

Outro gesto muitas vezes difícil para a mãe é o de transferir seu bebê de um plano para outro: passá-lo do colo ao chão ou do chão ao colo. O erro mais freqüente nessas passagens é, novamente, a não-utilização da alavanca dos joelhos.

Na passagem correta, a mãe dá um passo à frente com um dos pés, dobra os joelhos e flexiona as pernas até alcançar o chão. Em seguida, inclina o tronco à frente e apóia o bebê no chão. O movimento será o mesmo, no sentido inverso, na passagem do chão ao colo.

Posição incorreta

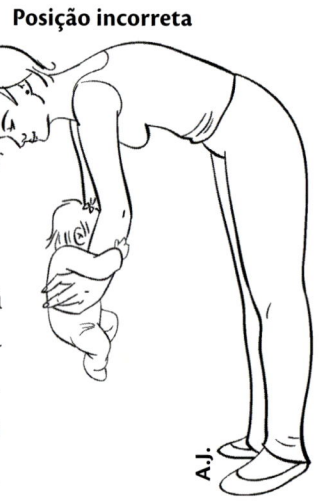

Mantendo os joelhos estendidos, todo o peso será sustentado pela coluna vertebral.

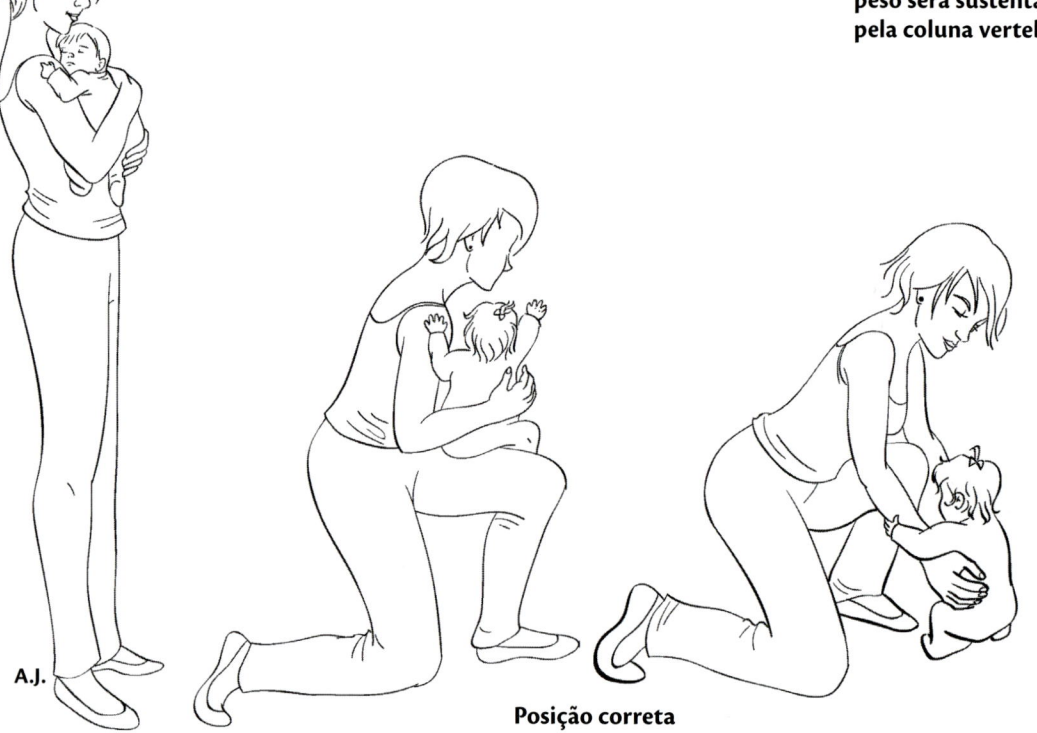

Posição correta

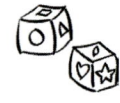

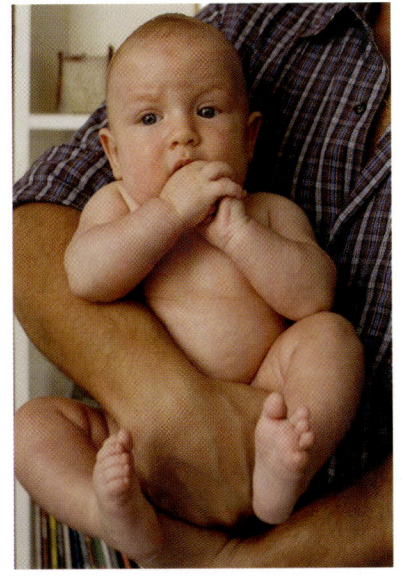

Posição correta

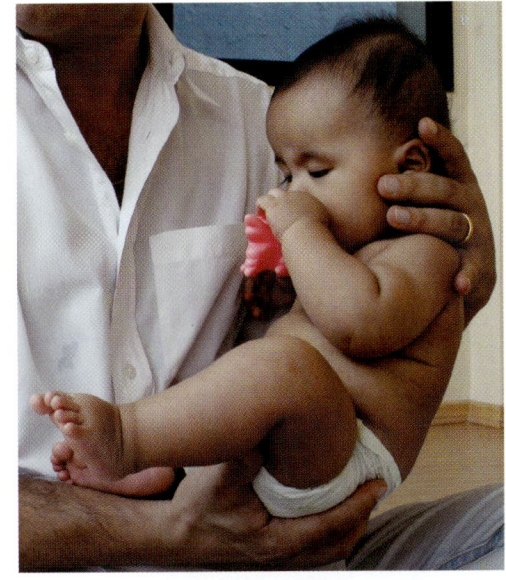

Posição correta

Em relação ao corpo do bebê durante o colo do transporte, **é fundamental que ele se sinta seguro**. A posição de enrolamento e agrupamento deve ser mantida. O ideal é que o bebê seja seguro, sempre que possível, com o apoio da mão do adulto em sua bacia. Ela é o centro do corpo e a base de sustentação para a coluna vertebral do bebê.

Devemos dar atenção também à posição da cabeça do bebê, não deixando que ela caia para trás.

Uma opção para o colo do transporte tem sido a grande variedade de "cangurus", bolsas colocadas no corpo do adulto, para carregar os bebês, que substituem os panos africanos e as diferentes amarrações presentes em quase todas as culturas.

Essa é uma solução moderna e prática, mas, mais uma vez, depende da boa adaptação do bebê e do adulto.

A.J.

Cabeça basculada para trás, braços e pernas soltos, apoio da mão só nas costas e não na bacia.

Posição incorreta

A.J.

Posição incorreta

O COLO DO ACONCHEGO

A IMAGEM ABAIXO FALA POR SI. Fala de interação, proximidade, intimidade, calor humano, trocas de olhar, busca de compreensão mútua, carinho, afeto e amor. Fala de proteção, contenção e acolhimento.

Esse colo pode acontecer de maneira espontânea, intuitiva, com facilidade, ou precisar de preparação.

Nem sempre estamos prontos para essa interação. Quando a dificuldade se apresenta, tomamos alguns cuidados.

A mãe deve preparar o ambiente no qual o colo vai ocorrer: arrumar uma cadeira ou uma poltrona para que ela possa sentar-se confortavelmente com seu bebê e disponibilizar um tempo para essa atividade. Deve também procurar diminuir os estímulos externos que possam interferir nessa interação: desligar celulares, televisão, telefones e outros.

A atenção e a presença do adulto são muito importantes nesse momento.

Depois do ambiente preparado, o adulto busca a criança, trazendo-a para o colo, mantendo o corpo dela próximo ao seu e organizando-o na posição de "bem-estar" descrita anteriormente. Em seguida, o "jogo" começa e não temos como descrevê-lo. Ele é o resultado da dinâmica de cada dupla e será sempre diferente.

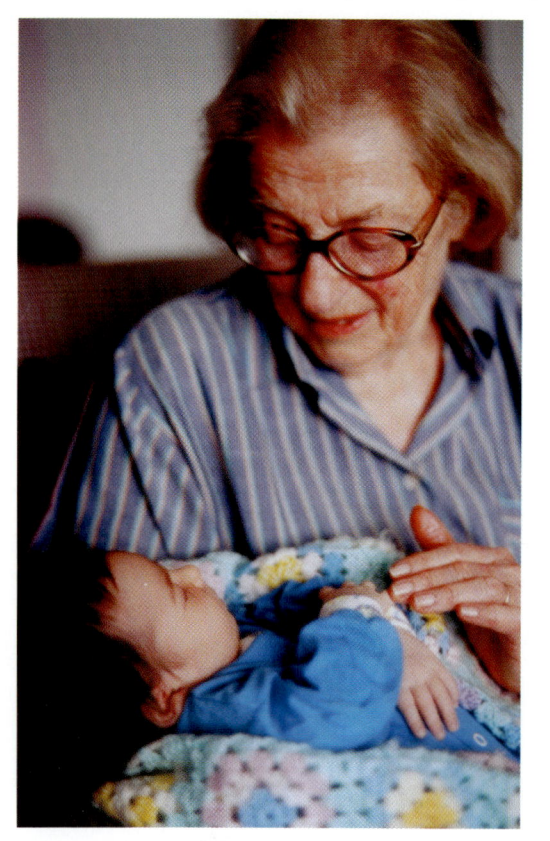

Mais do que descrever o "colo do aconchego", podemos senti-lo.

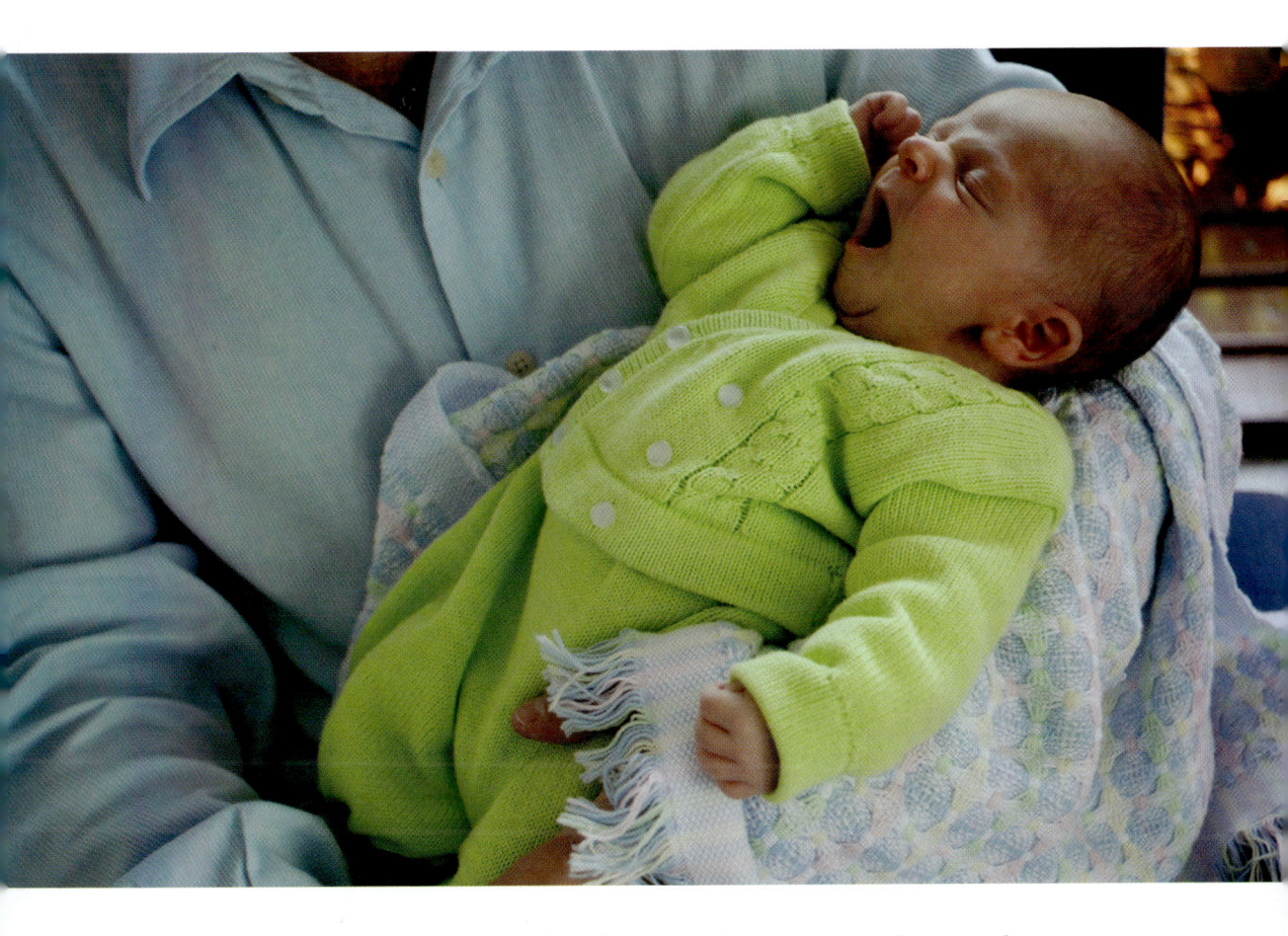

Outro aspecto importante do colo, que vale a pena ressaltar, é o da contenção. A criança precisa da sensação de ter o corpo envolvido em um colo seguro e firme.

Algumas vezes, nas crises de choro, birra e descontrole, o colo é a melhor solução.

Em outras situações, a contenção e a firmeza dão lugar a um colo espaçoso no qual a criança tem liberdade para se espreguiçar e realizar seus movimentos, como na foto acima.

O BANHO

O BANHO é uma atividade particular a cada cultura. Nos países quentes, os bebês tomam mais banhos do que nos países frios. Em muitas culturas, o banho tem um sentido espiritual e de cura. Nesses cantos do mundo, os primeiros banhos podem ser acompanhados de infusões de ervas curativas ou orações. Ao lavar o bebê, as mães da África, da Ásia e de algumas tribos sul-americanas estão empenhadas na higiene, mas também na proteção espiritual.

O banho pode ser vivido simbolicamente como um renascimento.

No início, a preocupação com o manejo do corpo do bebê, para não "perdê-lo" das mãos nem deixar que ele escorregue, bem como o receio de que ele possa engolir água e engasgar, torna o gesto da mãe pouco espontâneo. Leva algum tempo até que mãe e bebê possam desfrutar plenamente desse momento.

O bebê percebe pelas mãos a insegurança da mãe, ou a dureza dos gestos mecânicos de quem ainda está aprendendo. Nesse sentido, o segundo filho leva grandes vantagens: por já ter superado suas dificuldades iniciais, a mãe pode ajudar o bebê a superar as dele. No geral, os bebês gostam muito de água. O meio líquido em temperatura adequada pode fazê-lo relaxar, proporcionando um grande prazer. Além disso, tenho visto belos trabalhos com bebês em piscinas. Alguns deles mostram-se exímios nadadores. Entretanto, não devemos deixá-los sozinhos dentro da banheira, sob nenhuma hipótese.

Do ponto de vista do bebê, o que pode assustá-lo é o contato inesperado com a água. Para evitar esse susto, desde o momento de tirar sua roupa precisamos indicar a ele o que vai acontecer, contando com palavras, deixando que ele escute o barulho da água.

Na aproximação da banheira, carregamos o bebê em enrolamento para lhe dar segurança (figura **a**). Ao aproximá-lo da água, tomamos cuidado para que o contato se faça aos poucos: primeiro o pezinho, depois a perna, até sentá-lo no fundo da banheira (figura **b**). Segurando-o com nossas mãos, que lhe dão apoio atrás da cabeça e na parte alta das costas, mante-mos a posição do tronco verticalizada, com um bom apoio na bacia, para que ele possa tocar a água com as mãos e enxergá-la. Isso vai ajudá-lo a não ter medo (figura **c**).

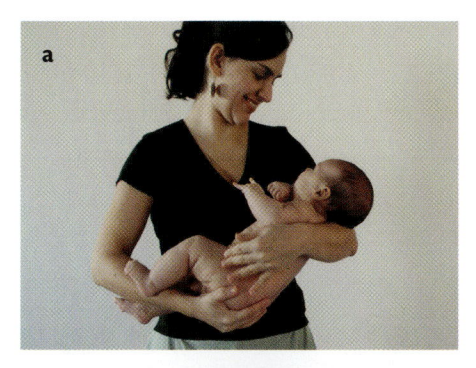

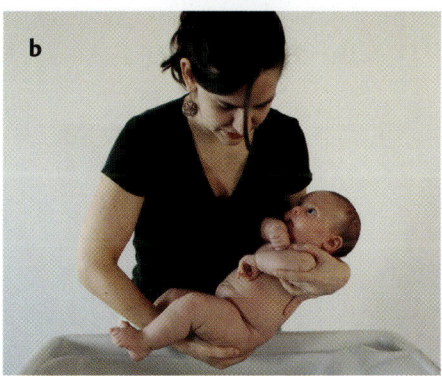

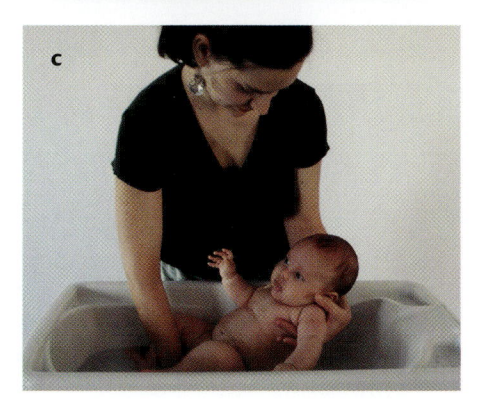

Depois de algum tempo, podemos deslizar seu corpo para a posição deitada, sempre mantendo uma mão embaixo da cabeça a fim de não deixá-la submergir. O bebê sente ainda mais segurança se consegue encontrar apoio para os pés (figura **d**). Em seguida, viramos o bebê para enxaguar suas costas. O apoio da mão e do braço do adulto, envolvendo o tronco e a cabeça do bebê, é um cuidado fundamental para que ele não mergulhe o rosto dentro da água (figura **e**).

Ao retirá-lo, mantemos novamente a posição de enrolamento (figura **f**).

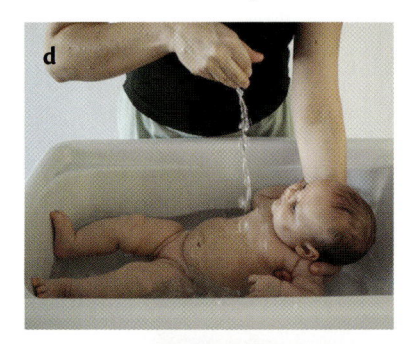

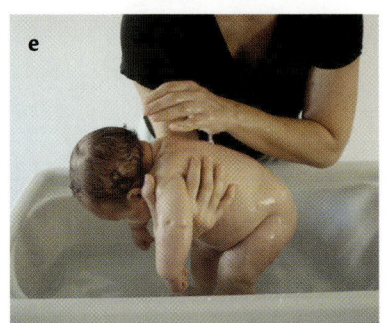

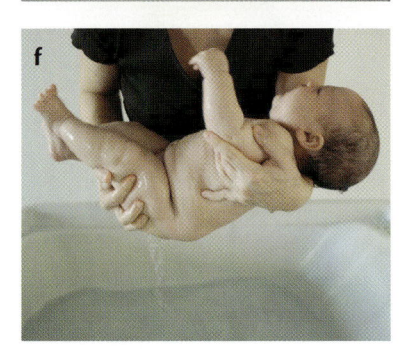

Cada mãe seguirá as indicações da maternidade e do pediatra sobre xampus, sabonetes e até seqüência do banho. O importante é que a adaptação aconteça para que o jogo e a troca de carinho também possam ocorrer.

O momento de enxugar traz grande oportunidade de descontração. A brincadeira de esconder e achar, cobrindo e descobrindo o rosto com a toalha do bebê, pode ser bem divertida – o esconde-esconde é uma das primeiras brincadeiras da criança.

Depois do banho, o bebê fica mais cheiroso, mais fresquinho e mais bonito!

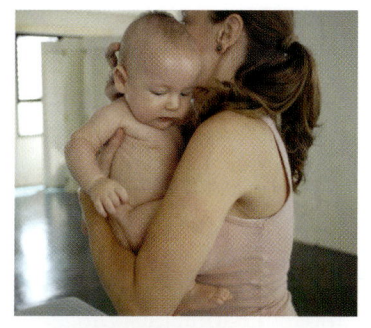

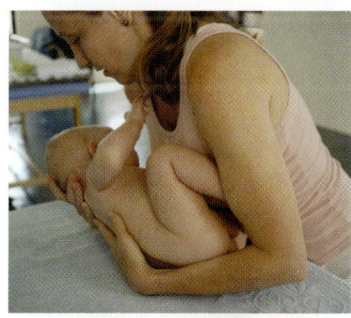

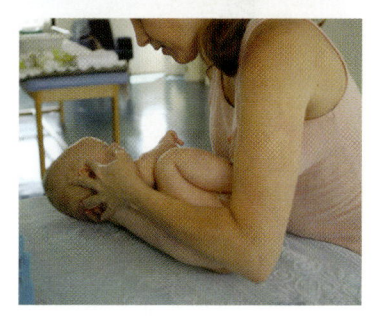

Ao colocar o bebê no trocador ou retirá-lo de lá, devemos sempre mantê-lo bem agrupado. (Segundo orientações de Hunsinger descritas no livro *O bebê e a coordenação motora*.)

A POSTURA DO CUIDADOR

A POSTURA CORRETA da mãe ou do cuidador, bem como a adequação do mobiliário referente a cada atividade de cuidado, pode trazer mais eficácia às ações e, com isso, facilitar o vínculo estabelecido entre o adulto e a criança.

Tenho orientado profissionais e diretores de creches a esse respeito.

Quanto à posição do banho, com freqüência encontro banheiras colocadas em locais baixos em relação à altura da mãe. Isso faz que ela tenha de curvar a coluna vertebral, gerando dores e incômodos e, muitas vezes por conta disso, abreviando a duração do banho.

Proponho adaptar essa altura à do cuidador. Uma posição confortável é aquela em que o chão da banheira corresponda à altura de dois a três dedos abaixo do umbigo da mãe. Trata-se de uma referência para que ela possa manter a coluna em posição de conforto.

Para tanto, não é necessário reconstruir o quarto e o banheiro do bebê; basta apoiar a banheira sobre algum móvel com essa altura.

Na figura ao lado, vemos ainda que os pés do adulto podem ficar embaixo do móvel, mantendo o corpo próximo da banheira.

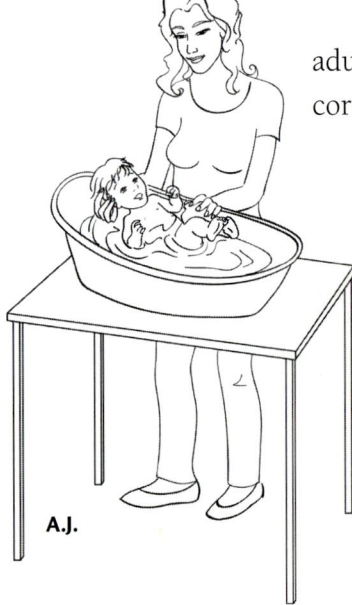

A.J.

A MAMADA

"O LEITE MATERNO foi sempre valorizado no plano simbólico: é ele que termina de construir o recém-nascido, inscrevendo-o em uma filiação que o torna parente de todos aqueles que mamaram nos mesmos seios..." (Lett; Morel, 2006, p. 7).

Ao longo da história da humanidade, a figura da mãe amamentando seu bebê representou **a fecundidade, a abundância, o amor, a potência e a imortalidade**. Tais representações conferem a essa atividade um grande valor – e muita expectativa por parte das mães.

A amamentação é uma das situações mais idealizadas pela mãe e por seu entorno durante a gestação. Mas, como todo início de relação, pode precisar de ajuda. Quantas mãos podem ser necessárias nesse momento!

A situação pode ocorrer de maneira fácil e fluente ou apresentar algumas dificuldades iniciais.

Todo o cuidado hospitalar relativo ao nascimento se estende (ou deveria se estender) até que mãe e bebê possam se entender e a alimentação esteja garantida.

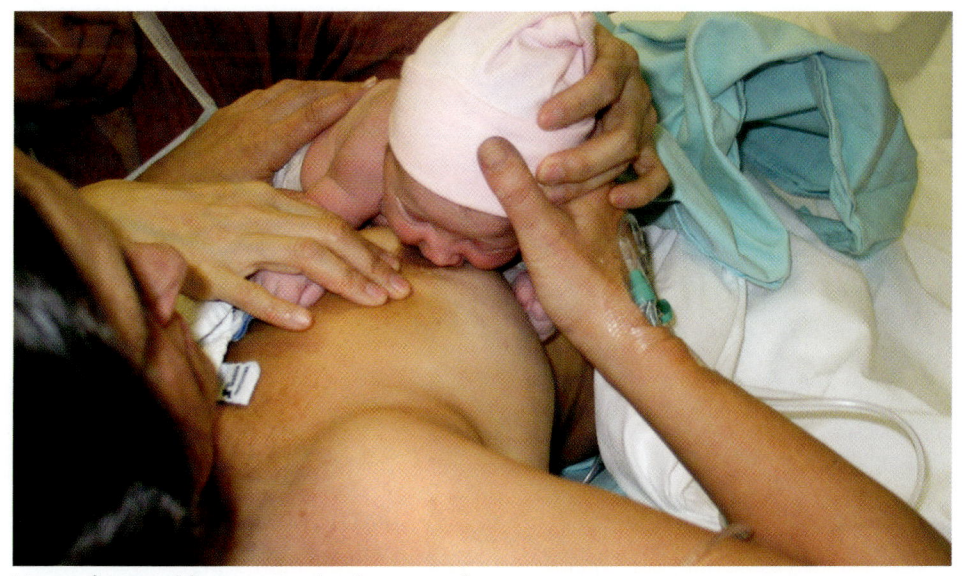

Um recém-nascido em sua primeira mamada.

A sucção e a deglutição fazem parte dos movimentos reflexos do bebê que, pouco a pouco, vão se tornar movimentos voluntários. "Não devemos imaginar a mamada como uma situação passiva para o bebê. Este é um momento em que ele está completamente desperto, com seus sentidos ativos, dirigindo atentamente o olhar para a pessoa que o alimenta" (Béziers; Hunsinger, 1994, p. 38).

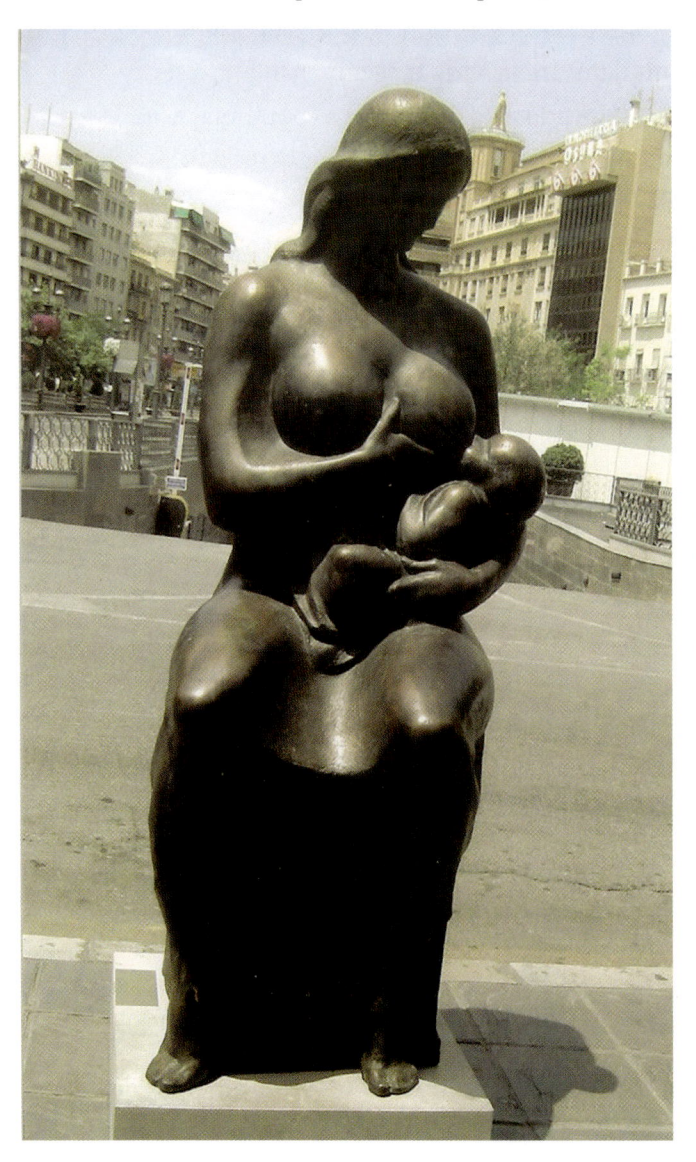

Os fortes movimentos realizados pelos músculos envolvidos na sucção e deglutição se propagam por todo o tronco do bebê. Como descrevi anteriormente, o início do enrolamento acontece a partir desses movimentos. Nesse sentido, **manter o bebê enrolado e agrupado e oferecer-lhe algum tipo de apoio para os pés são ações que colaboram com o bom andamento da mamada**.

MATER NATURE
Casa Taller Miguel Moreno
(Granada, Espanha).

Em relação à postura da mãe, é importante que ela esteja em uma posição confortável, com bons apoios para sustentar o corpo do bebê, especialmente nos braços. Os cotovelos devem estar apoiados e os ombros não devem se elevar. Observe como o braço da mãe serve de apoio para manter a cabeça do bebê alinhada com o tronco e impedir que esta seja jogada para trás.

Cada dupla mãe–bebê se acomodará de maneira singular. Nas próximas fotos, observamos: a posição horizontal do corpo do bebê na foto à esquerda e a posição inclinada na foto à direita. Em todas as posições, a cabeça deve estar alinhada com o tronco.

A seguir, veremos algumas dicas para facilitar a mamada:

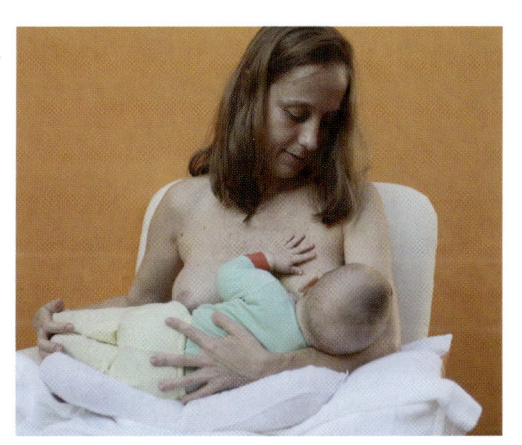 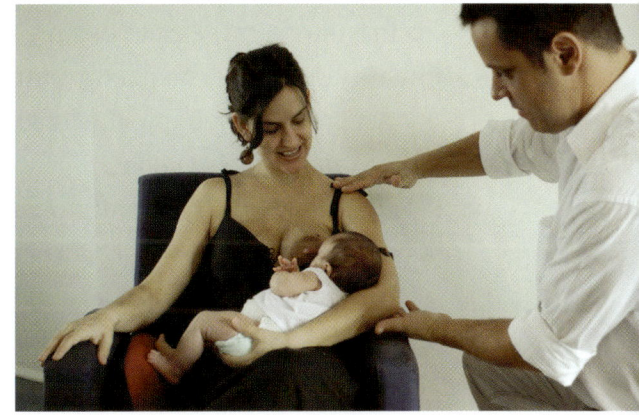

Almofadas, travesseiros, rolos e a "meia-lua" são opções para a mãe acomodar seu bebê. (Segundo orientações de Béziers e Hunsinger.)

1 Manter o bebê bem posicionado, com cabeça e tronco alinhados, em agrupamento, com apoio sob os pés.

2 Depois das mamadas, colocar sempre o bebê para arrotar em posição ereta junto ao corpo da mãe.

3 Não sacudir ou brincar vigorosamente com o bebê após a mamada.

4 Se o bebê é amamentado ao seio, sua boca deve encobrir boa parte da mama, e não somente sugar o mamilo.

5 Quando for necessário usar a mamadeira, tomar o cuidado de posicioná-la de tal forma que todo o bico seja preenchido por leite, impedindo que o bebê engula grandes quantidades de ar. O furo do bico da mamadeira deve ser na medida justa para que o bebê possa exercer a força de sucção, tão importante ao desenvolvimento.

Outro aspecto a ser considerado é a capacidade do bebê de selecionar estímulos durante a mamada. Alguns bebês podem mamar sem problemas no metrô, em ambientes barulhentos ou muito iluminados, enquanto outros vão se incomodar com qualquer movimentação ao redor.

Como será o seu bebê?

Mais uma dica de conforto para a mãe: um banquinho pode lhe proporcionar apoio para os pés, favorecendo seu bem-estar.

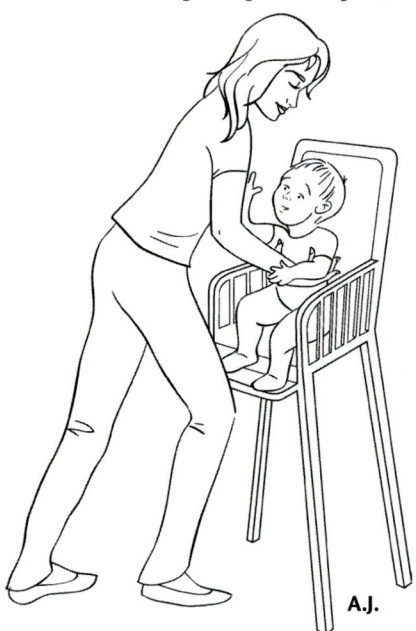

Para as crianças maiores que fazem uso do cadeirão na hora da alimentação, é igualmente importante o apoio para os pés. É preciso, de forma criativa, adaptar o apoio à altura do bebê.

Sugestão: existem blocos de EVA (espécie de borracha macia), utilizados em academias de ginástica, que podem ser facilmente cortados e adaptados ao cadeirão na altura desejada, proporcionando à criança a possibilidade de apoiar os pés.

O SONO

UMA MÃE DO AFEGANISTÃO não pega necessariamente seu bebê no colo: ela o deita sobre as pernas alongadas, deixando sua cabecinha apoiada sobre seus pés ou sobre um pequeno travesseiro. Depois, ela balança levemente as pernas para a direita e para a esquerda, até que o bebê se acalme e durma. Então ela o coloca no berço, perto de sua cama. Durante os dois primeiros anos, ele jamais ficará só, entregue à ação dos maus espíritos. Para que ele durma bem e não tenha medo, a mãe coloca um pouco de terra em sua pequena mão. Ela pode colocar um pedaço de pão ou uma oração em seu peito (Fontanel; D'Harcourt, 2006, p. 17).

O embalar está presente de diversas maneiras, nas mais diferentes culturas, como um gesto genuíno, humano e universal. No passado, muitos berços eram construídos como as cadeiras de balanço, garantindo esse movimento apaziguador aos bebês.

O sono é uma das atividades mais importantes da vida do bebê. Trata-se de uma mudança na atividade do corpo na qual o cérebro trabalha selecionando as memórias e elaborando os processos mentais de aprendizagem. Um recém-nascido dorme e acorda uma série de vezes ao longo do dia e durante a noite, sem saber diferenciá-los. A partir do terceiro mês, o bebê tem um sono mais contínuo porque começa a produzir a melatonina, o hormônio que regula o relógio biológico.

A POSIÇÃO PARA O SONO

COMO É BOM OBSERVAR o bebê dormindo um sono tranqüilo!

A posição para o sono deve ser indicada pelo pediatra responsável pelo acompanhamento da saúde do bebê.

A indicação feita por ele levará em consideração as características individuais da criança. Ele terá condições de adaptar essa posição de acordo com

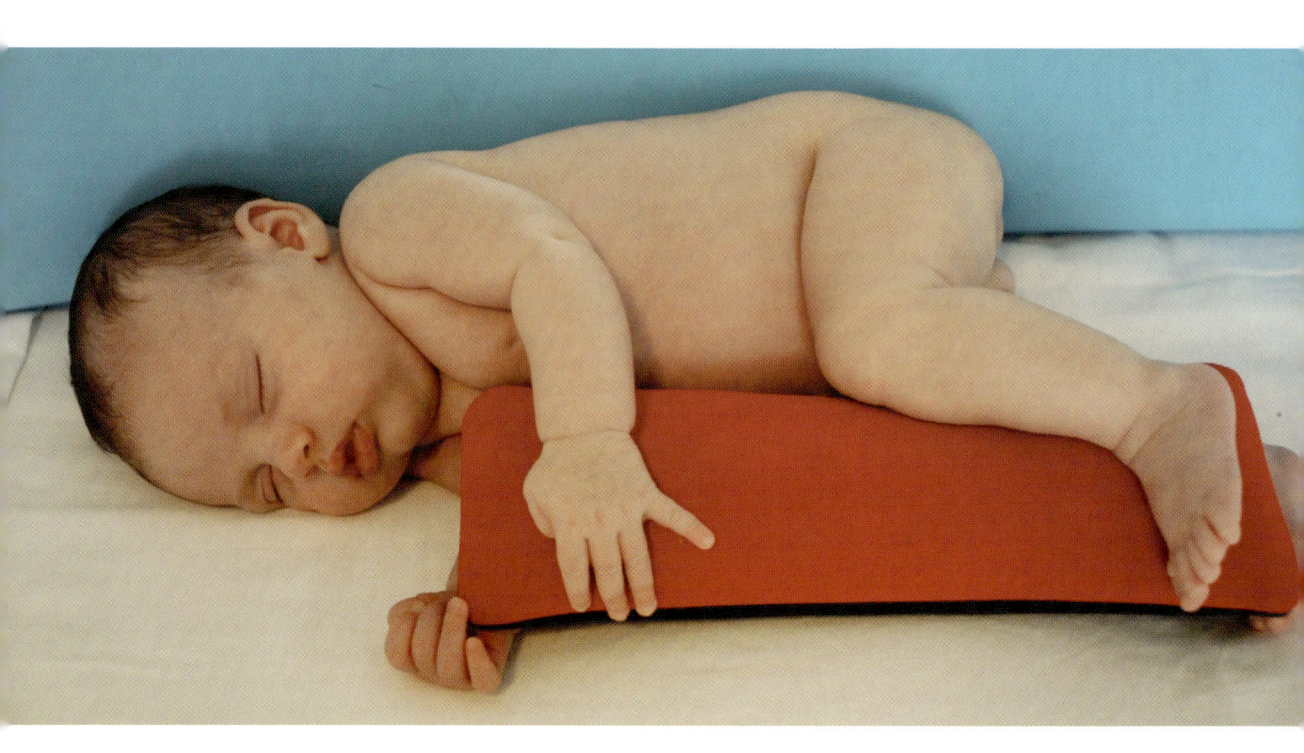

qualquer disfunção (caso o bebê apresente alguma) do aparelho respiratório, digestivo, cardíaco, entre outras.

A posição sugerida é a de decúbito lateral, deitado de lado. É preciso alternar os lados para que ele não durma sempre sobre o mesmo. Apoios como rolos e pequenas almofadas evitam que o bebê passe para a posição de bruços, deitado sobre a barriga, que tem sido **contra-indicada** pela maioria dos médicos e hospitais. Isso não quer dizer que durante a atividade de vigília ele não possa passar por essa posição.

O BERÇO

OS BEBÊS GOSTAM de espaços pequenos. De **"ninhos"**, onde se sintam acolhidos e protegidos de forma que possam buscar os limites do próprio corpo nos limites do berço.

Um espaço no qual eles possam se mover e, ao mesmo tempo, encontrar com facilidade limites e contornos.

Para o recém-nascido, a maioria dos berços é grande demais. É preciso adaptá-los com almofadas e rolos, transformando-os em um espaço acolhedor.

À medida que o bebê cresce, essas adaptações serão reajustadas.

Para os bebês maiores, as grades do berço servirão de apoio para os "exercícios" de sentar-se e levantar-se.

Outra dica importante: como os bebês reagem à luz, ao som e aos movimentos das pessoas ao seu redor voltando o rosto para o lado do estímulo, é importante, de tempos em tempos, mudar a posição do berço no quarto, para que ele não vire o rosto sempre para o mesmo lado. Quando não podemos mudar o berço de lugar alteramos a posição do corpo do bebê, deitando-o com a cabeça voltada para uma direção e, depois, para a direção oposta.

AS CORES QUE ACALMAM

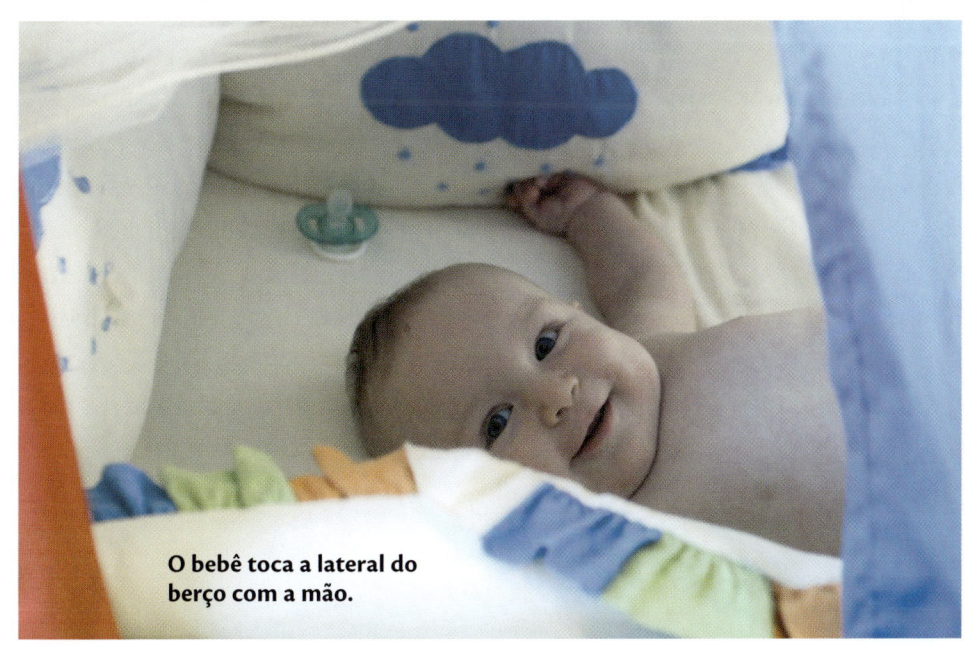

O bebê toca a lateral do berço com a mão.

Entre o conjunto de indicações feitas pela medicina antroposófica está o uso de faixas, feitas com panos de fibras naturais nas cores vermelho e azul, recobrindo parte do berço do bebê. Isso porque as cores vermelho e azul representam as cores da circulação arterial e venosa presentes no útero materno. Sob os efeitos da luz, as cores se misturam refletindo o lilás e o violeta. O envolvimento das paredes do berço ao alcance das mãos do bebê se completa então com o lilás refletido, recuperando na memória a sensação de proteção e bem-estar.[2]

É importante lembrar que as faixas devem ser bem presas ao berço, para que o bebê não consiga puxá-las.

A POSTURA DA MÃE

O ato de colocar o bebê no berço e retirá-lo de lá será repetido inúmeras vezes ao longo dos primeiros anos de vida.

Com o passar do tempo, o bebê cresce e ganha peso, e o berço passa a uma posição mais baixa.Isso torna a atividade mais difícil, solicitando da mãe algumas precauções em relação à postura.

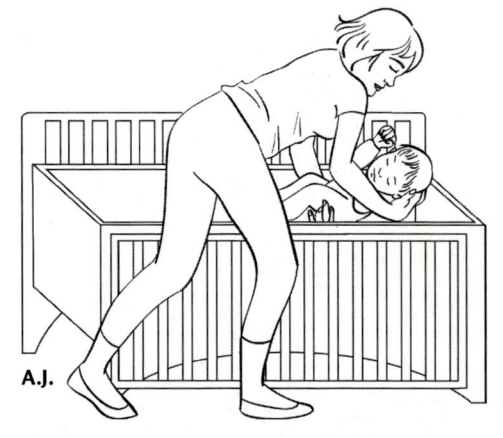

Novamente, a flexão dos joelhos e o posicionamento de um pé à frente do outro permitem que a mãe não faça mau uso da coluna vertebral. O tronco inclina-se para a frente, mediante a flexão da articulação coxofemoral, situada na região da virilha. Essa é a articulação que devemos dobrar a fim de preservar o bom alinhamento da coluna vertebral.

---

2   Indicação do doutor Sergio Spalter, pediatra antroposófico.

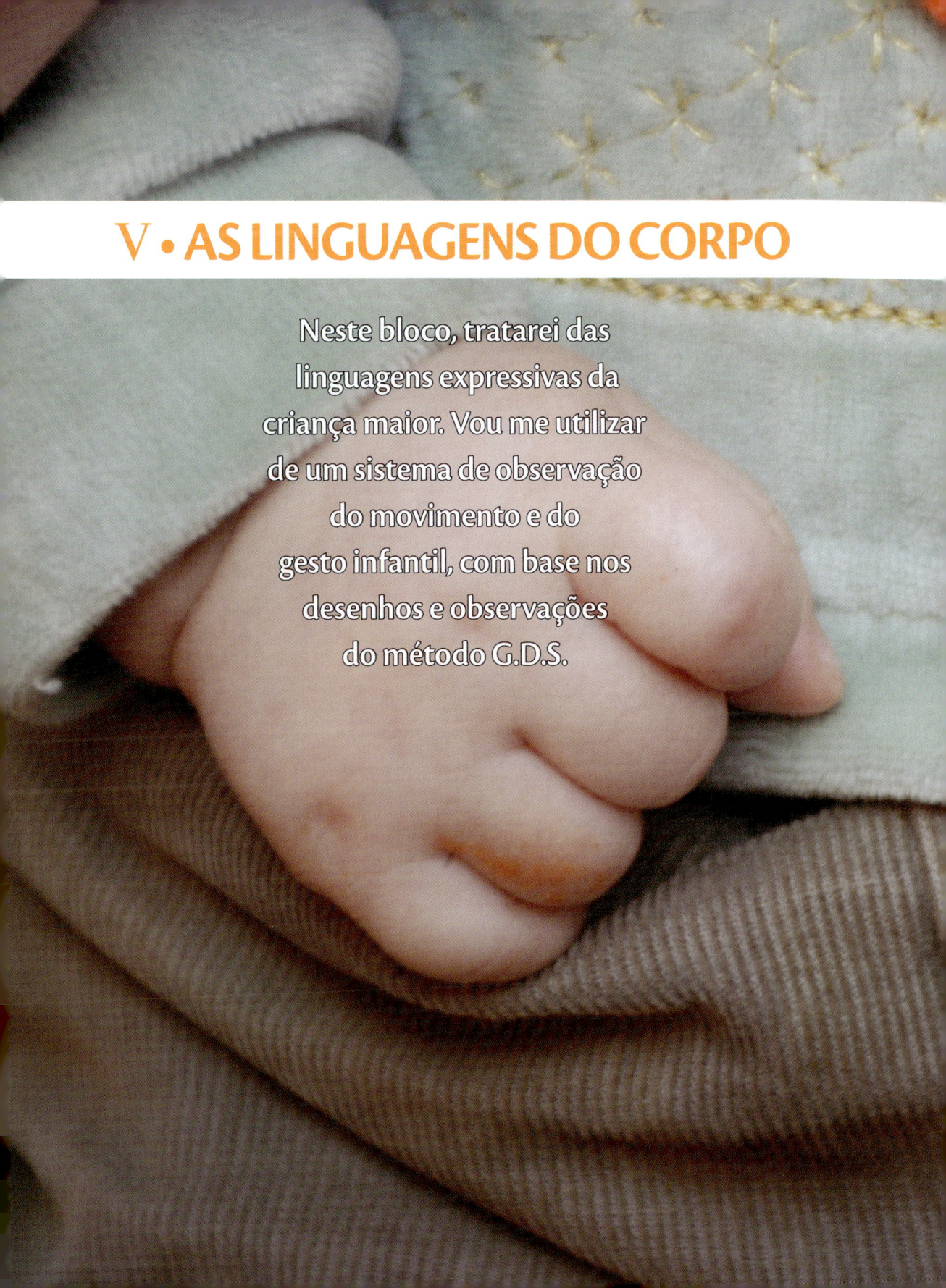

V • AS LINGUAGENS DO CORPO

Neste bloco, tratarei das
linguagens expressivas da
criança maior. Vou me utilizar
de um sistema de observação
do movimento e do
gesto infantil, com base nos
desenhos e observações
do método G.D.S.

UM ALFABETO COM SEIS "LETRAS"

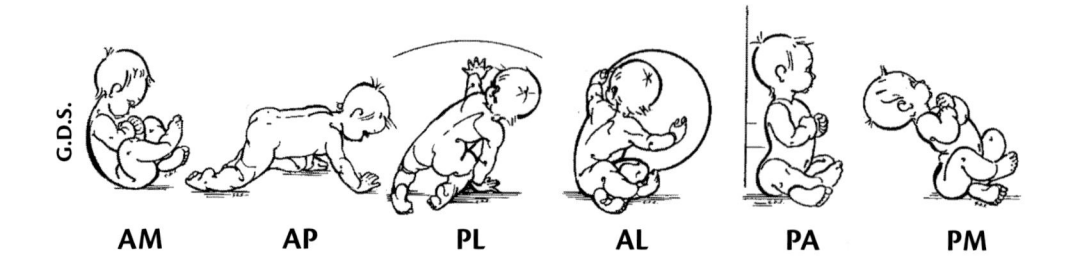

O MÉTODO G.D.S. descreve seis atitudes que compõem a base de combinações sobre a qual a linguagem do corpo vai se construir.

Essas atitudes são designadas por abreviações (AM, PM, PL etc.), como veremos a seguir.

Cada uma dessas abreviações tem relação com um grupo de músculos, uma cadeia muscular e, ao mesmo tempo, com uma estrutura comportamental ligada a sentimentos e ações.

As seis atitudes corporais estarão relacionadas a diferentes noções, sensações e símbolos, podendo evocar diversas atmosferas. Elas formam "temas" sobre os quais podemos fazer inúmeras associações.

O conhecimento desses temas permite o acompanhamento do bebê, da criança e do adolescente – e mesmo do adulto – em seu processo de evolução.

AM

A ABREVIAÇÃO AM quer dizer Anterior Mediana e se refere ao grupo muscular que recobre a parte da frente do tronco. A ação dos músculos situados em torno do estômago se propaga para os braços e para as pernas, formando a Cadeia Muscular e Articular Anterior Mediana.

A atitude AM é a do agrupamento em torno da musculatura anterior, da flexão presente ao longo da vida, em especial no ciclo de vida do bebê.

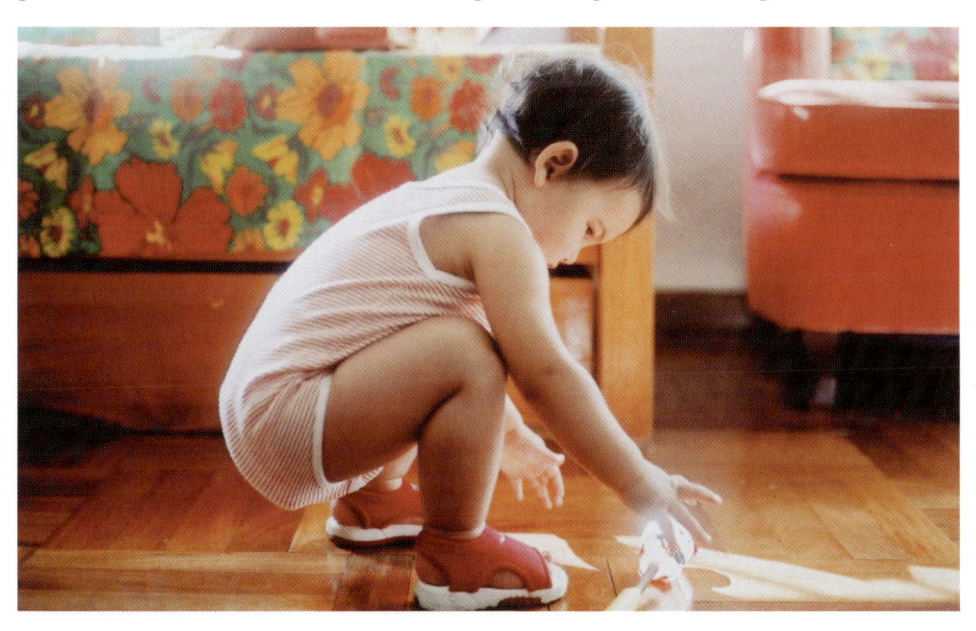

O tema da AM pode ser evocado com base em uma série de imagens e objetos: o ninho, o ovo, a toca, a cabana, o pequeno animal de estimação, o berço, travesseiros formando um ambiente aconchegante, uma lareira, a casa da avó, o colo materno e todas as imagens capazes de suscitar sentimentos e emoções de proteção, acolhimento e ambiente materno.

A AM é representada pelo símbolo da mãe. É o símbolo da terra, fértil, capaz de acolher a semente. É o símbolo do alimento, do pão e também daquele que produz o alimento.

Na atitude AM, podemos observar a capacidade de "centrar-se", de existir em um corpo. A criança em sintonia com essa atitude é muito ligada às próprias necessidades corporais: sono, fome, sede. O prazer de comer faz parte desse tema, e as aulas de culinária vão lhe interessar profundamente.

Voltada para si, essa atitude proporciona grande presença no próprio corpo, embora não necessariamente dirigida ao esporte e à competição.

No tema da AM, o corpo é lugar de contato físico, colo, massagem. O tato é seu principal sentido.

A atitude AM prefere a vida protegida no seio de relações amorosas e familiares aos ambientes sociais, o que pode dificultar a ida à escola e a adaptação ao ambiente de socialização. Uma criança sintonizada com essa atitude pode ter bons amigos e ser muito querida, mas seu objetivo não é ser "popular".

A atitude AM é receptiva, tem interesse nas relações e se apega às coisas e às pessoas, podendo tornar-se possessiva e ciumenta. Por vezes a criança demonstra enorme dificuldade em se desfazer de seus brinquedos antigos – torna-se uma colecionadora. Pode ter dificuldade em compartilhar seus brinquedos com outras crianças.

Quando o pequeno pede um animalzinho de estimação, trata-se de um pedido afetivo. O adulto logo pensa nas questões práticas e no trabalho que o animal pode dar. No entanto, para a criança, esse pedido diz respeito ao desejo de viver a troca "instintiva" de afeto e o vínculo.

O mesmo acontece quando a criança precisa de carinho e da presença da mãe para um "cafuné" ou um "carinho de unha".

A criança sintonizada com a atitude AM sofrerá profundamente a dissolução da família, a separação dos pais ou a morte de um ente querido.

Outra questão de máxima importância no tema AM é a própria origem: "De onde vim? Quem foram meus antepassados? Quais são minhas raízes? De qual cultura faço parte?" Trata-se da busca da própria identidade.

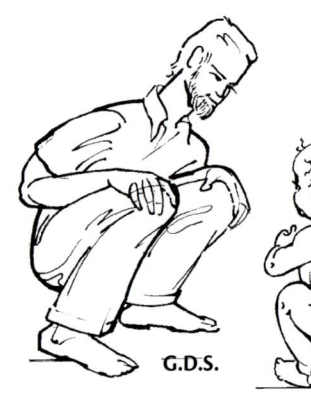

Tanto interesse sobre si pode tornar-se egoísmo e egocentrismo.

Na atividade AM, a pessoa tem noção da vida e de sua preservação. Corre poucos riscos. É zelosa pela saúde e pode até se tornar hipocondríaca.

Finalmente, não se trata de julgar se queremos ou não essas atitudes para nossos filhos. Essa classificação serve para colocar o adulto em sintonia com as possíveis necessidades da criança, expressas por suas atitudes e seus gestos.

G.D.S.

PM

A ABREVIAÇÃO PM significa Posterior Mediana e concerne ao grupo muscular que recobre a parte de trás do tronco, situada nas costas, e seus prolongamentos para a parte posterior dos braços e das pernas, formando a Cadeia Muscular e Articular Posterior Mediana.

A atitude PM é a de extensão, que coloca o indivíduo voltado para fora, em contato com o mundo exterior.

O tema da PM pode ser evocado de acordo com uma série de verbos, indicando a grande importância da "ação" nessa atividade: agir, partir, seguir, avançar, realizar, conquistar, descobrir, romper, conhecer, controlar, saber, fazer, saber fazer, trabalhar, dominar, empreender, atacar, combater, guerrear, vencer.

G.D.S.

É também o tema da curiosidade, que impulsiona a ação da criança ávida por saber e por conhecer o funcionamento das coisas. A criança sintonizada com a PM será uma exploradora nata, uma aventureira que se lança para fora do campo fechado da família, em direção ao desconhecido a fim de conhecê-lo. O pensamento é seu instrumento de "trabalho" e a visão, seu sentido preferencial. Em PM, a criança focaliza, disseca e racionaliza.

Ao ganhar um brinquedo, buscará compreender seu funcionamento, podendo destruí-lo, desmontando-o para entender os mecanismos internos. Depois que o domina, perde o interesse e parte em busca de novos desafios. Seu olhar vira-se na direção do futuro, deixando para trás aquilo que não lhe serve mais.

O desafio é o grande motor de sua ação.

Em relação ao próprio corpo, a atitude PM é de pouca presença nas necessidades orgânicas. Como a atenção está voltada para fora, as necessidades básicas (comer, dormir, sentir sede, frio etc.) podem passar despercebidas.

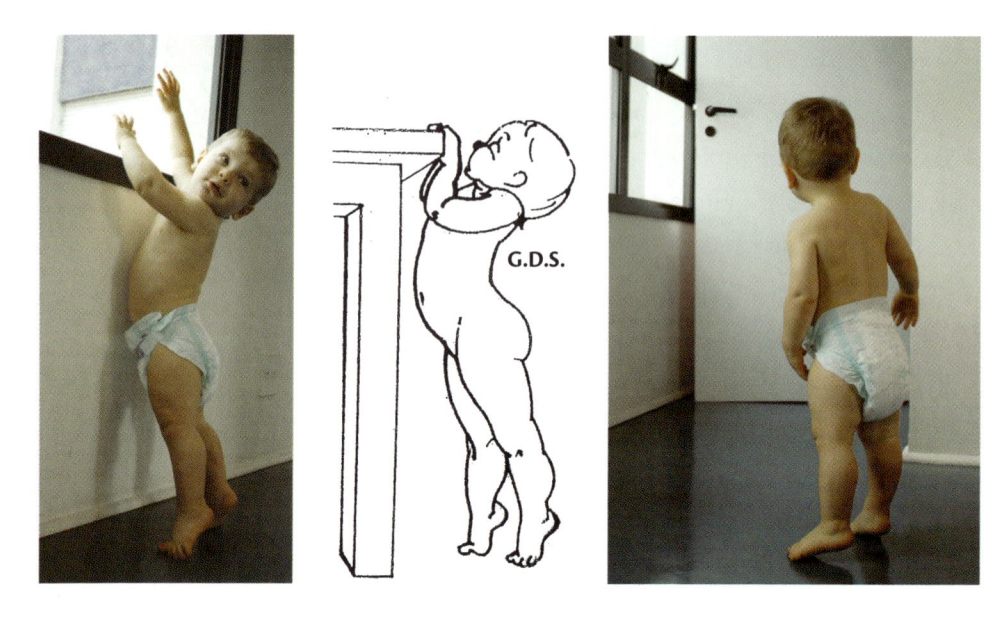

O corpo em atitude PM é o do esportista competitivo. A criança tem prazer em competir com tudo e todos, principalmente consigo mesma, querendo alcançar cada vez melhores escores. Gosta de jogos que estimulam o raciocínio.

Essa atitude proporciona a força para realizar metas. É o pequeno empreendedor.

A criança em PM quer tornar-se adulta antes da hora. Acelera todas as etapas da evolução: anda rápido (pode andar na ponta dos pés), faz conexões lógicas entre as coisas com propriedade e às vezes aprende a falar rapidamente. Pode falar muito e ter grande dificuldade em escutar.

Impaciente, acha que "já compreendeu tudo sobre um assunto", não querendo ouvir o desenvolvimento e as conclusões. Arrisca-se a tornar-se superficial e a julgar prematuramente.

O excesso de ação em PM pode dissipar a energia da criança. Descentralizada e estimulada por um meio externo escolar e familiar que está sempre lhe propondo diversas direções, a exploração pode se tornar estéril e a função positiva da ação pode se transformar em agitação sem causa, nervosismo e inquietude.

É preciso um tutor capaz de canalizar o potencial presente nessa atitude.

O senso de responsabilidade e disciplina é estimulado quando há um "chefe" para seguir. Podemos ensinar a criança a colocar sua capacidade de ação e empreendimento a serviço de uma causa ou em favor da família.

Assim, ela se sentirá importante, podendo colaborar com os adultos por meio de seus "serviços" e da realização de tarefas.

Em relação ao conhecimento, será preciso acompanhá-la desde a curiosidade inicial até o final de suas investigações, protegendo-a do excesso de estímulos externos que podem desviá-la de sua meta.

O MOVIMENTO ENTRE DIFERENTES ATITUDES

G.D.S.

Vimos como essas duas primeiras letras do alfabeto de expressões corporais se desdobram em um campo de atitudes da criança maior, do adolescente e mesmo do adulto.

A idéia não é classificar cada criança em um tipo de atitude. Esses modelos existem e o que vamos observar é quanto o temperamento da criança toma forma por meio de uma ou outra expressão. O importante é que ela tenha liberdade de viver todas as letras do alfabeto do corpo.

A alternância entre uma atitude e outra, com uma possível preferência por uma delas, representa o equilíbrio saudável.

Precisamos ajudar a criança a fazer a passagem de uma atitude à outra ao longo do dia.

Gosto de dar o exemplo do momento do recreio, do pátio, do intervalo livre que a criança em idade escolar tem entre

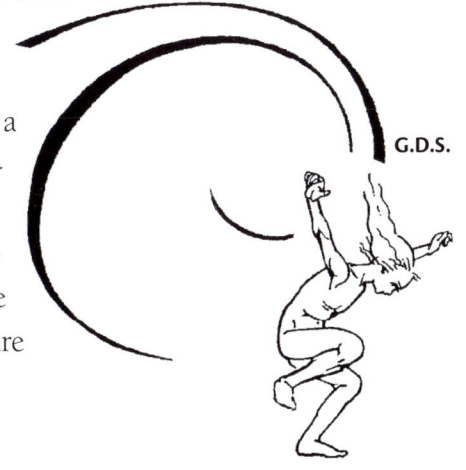

G.D.S.

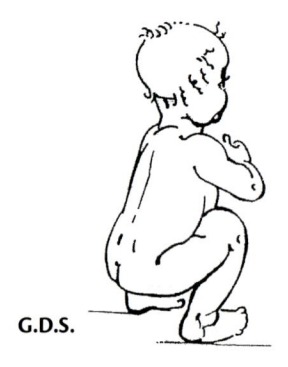

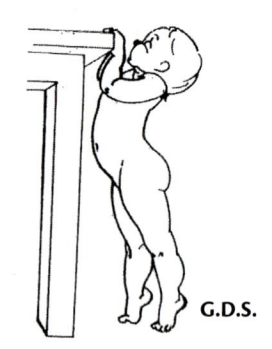

CADEIA MUSCULAR ANTERIOR MEDIANA (AM)

- Concentrado;
- voltado para o centro;
- conhecer as necessidades vitais e conquistar o afeto;
- operações de vínculo afetivo;
- capacidade de escutar.

CADEIA MUSCULAR POSTERIOR MEDIANA (PM)

- Descentrado;
- voltado para fora;
- conhecer o mundo exterior;
- operações de raciocínio;
- capacidade de agir.

uma atividade pedagógica e outra: a criança vai para o pátio, expande o corpo, corre em todas as direções, salta, brinca, supera desafios, participa de competições, vibra. No fim desse período, um sinal indica a hora de voltar à sala. A criança entra agitada, senta-se e logo é convidada a participar da aula com uma atitude de escuta, receptividade e concentração. Seu corpo não está preparado para isso; se a professora viesse da mesma experiência de movimento, seu corpo também não estaria preparado para ingressar nessa nova atividade.

Por isso é muito importante criarmos condições e exercícios a fim de passar de uma atitude a outra: tanto da concentração para a descentralização positiva que nos permite agir no mundo quanto o contrário, como no caso do intervalo de recreio descrito anteriormente.

Ao longo do primeiro ano, o bebê experimentará a passagem do enrolamento, apoiado nos músculos flexores, para a posição ereta por meio dos músculos extensores das costas.

SURGE UMA NOVA ATITUDE

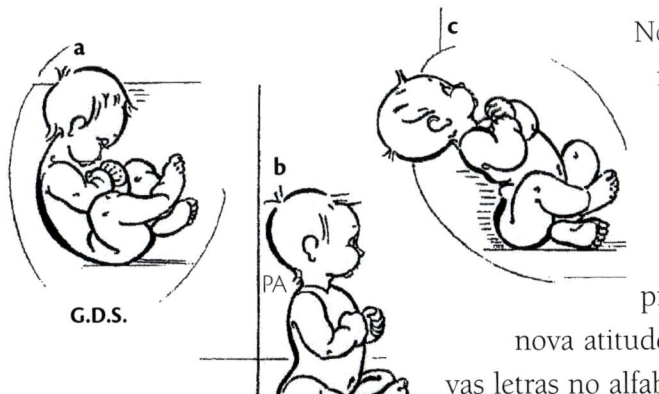

G.D.S.

N<small>O CURSO DO DESENVOLVIMENTO</small> motor, quando o bebê for capaz de sentar-se sustentando o tronco por conta própria, um novo grupo muscular entrará em ação promovendo uma nova atitude, incluindo novas letras no alfabeto expressivo do corpo.

Na figura **a**, os músculos anteriores (AM) estão em ação, enquanto na figura **c** são os músculos posteriores (PM).

Na atitude da figura **b**, o bebê erige a coluna vertebral em torno de um eixo vertical. É a experiência de equilibrar a cabeça sobre o tronco e o tronco sobre a bacia, alinhados em torno da coluna. É a conquista do eixo central do corpo a partir da qual ele poderá definir noções como: frente, trás, em cima, embaixo.

A conquista da verticalidade estará presente na posição de pé. Trata-se de uma ação antigravitária. São músculos que não deixam o corpo se achatar com o peso da gravidade; ao contrário, reagem promovendo um reflexo no sentido do alongamento do eixo vertebral.

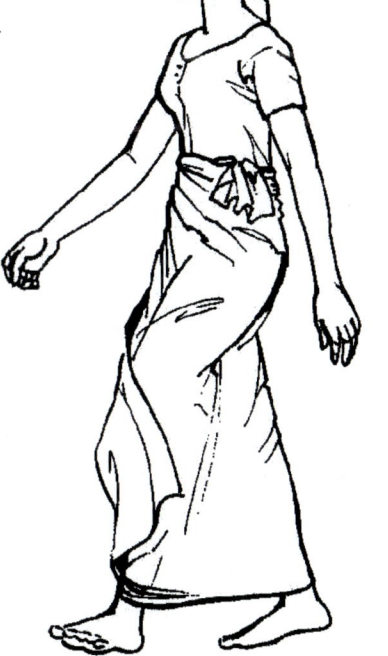

G.D.S.

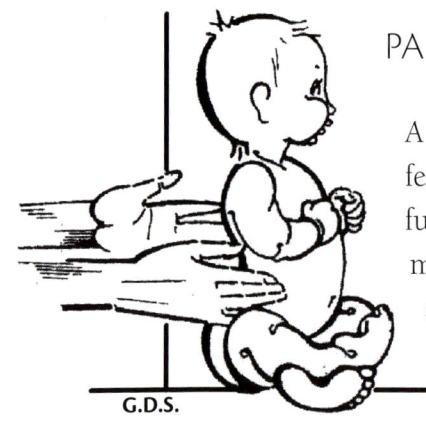

G.D.S.

PA

A ABREVIAÇÃO PA quer dizer Posterior Anterior e se refere ao grupo muscular que forma a camada mais profunda, situada junto à coluna vertebral. Esse grupo muscular controla, por meio de finos ajustes, o posicionamento de cada vértebra em relação à outra, conferindo ao eixo seu aspecto vertical.

A atividade PA traz uma nova consciência sobre estar no mundo. Partindo de um novo plano de visão, essa terceira letra do alfabeto do corpo nos fala sobre o equilíbrio justo.

Do ponto de vista físico, toda uma nova sensação corporal se estabelece para o bebê com a aquisição do controle do eixo. Os órgãos do equilíbrio trabalharão a todo vapor a partir desse momento coordenando o sistema vestibular, a propriocepção, a visão com a ação articular e muscular.

Dos pontos de vista psíquico e comportamental, a criança percebe um ponto neutro eqüidistante entre a ação de expansão e a de recolhimento, entre o pensamento e o sentimento, entre a visão e o tato.

Trata-se da intuição. Em sintonia com essa atitude, a criança percebe o mundo de forma intuitiva. As crianças mais velhas que funcionam nesse tema são capazes de captar, como se tivessem antenas, todas as informações de si e dos outros, deixando-nos muitas vezes desconcertados com seus comentários.

A noção de justiça pode identificar o verdadeiro e o falso na comunicação do adulto. A criança em atitude PA não vive com base nas aparências. Sua inteligência busca as formas ideais, a harmonia, a paz, a justiça entre os homens.

O interesse em Deus, na morte e em temas filosóficos e espirituais surgirá sem que ninguém tenha tratado desses assuntos com a criança.

Viver em sintonia com o tema da intuição, da elevação do eixo e da busca pelo ideal não é muito fácil em nossa vida atual e em nosso mundo tão cheio de imperfeições. Freqüentemente, a criança sintonizada com essa atitude retira-se da realidade, fica ausente, distante, como se estivesse no mundo da Lua, conectada com outras ondas. O mundo virtual, as histórias fantásticas de outras galáxias e as viagens interplanetárias podem ser seus temas favoritos.

Hoje, fala-se muito em crianças da Nova Era, crianças índigo, como um grupo de bebês e crianças que já nascem conectados com os grandes temas da humanidade: a paz, a espiritualidade, a consciência ecológica, a noção de liberdade e de justiça. Acredito que o fato de podermos identificar essas qualidades em determinadas crianças não queira dizer que elas estejam "surgindo", e sim que só agora conseguimos olhar e enxergar essas qualidades nelas.

A preocupação com o tema PA é a de que o idealismo nos torne intransigentes e rígidos na forma de nos relacionarmos com o mundo e com as outras pessoas. Para isso, precisaremos da próxima letra do alfabeto do corpo, que trará ritmo e maleabilidade à nossa retidão.

AP

A ABREVIAÇÃO AP significa Anterior Posterior e diz respeito ao grupo muscular responsável por trazer ritmo à verticalidade do homem em pé. Esses músculos agirão sobre a coluna vertebral, criando as curvas saudáveis e fundamentais para o equilíbrio.

Os músculos do grupo AP (psoas, diafragma, escalenos, quadríceps, entre outros) são dinâmicos e conferem aos gestos a qualidade de sinuosidade, ondulação e alternância. Estão presentes na respiração, trabalhando tanto com os músculos da inspiração quanto com os da expiração.

G.D.S.

O tema AP é movimento, impulso, molejo, ondulação, curvas e ritmo[1]. Essas expressões estão presentes na dança, na capoeira e nos jogos dramáticos do teatro.

É um tema freqüente na vida infantil, pois trata do prazer do movimento. AP é o símbolo da criança que traz alegria e comunicação entre o pai e a mãe, entre o que está à frente e o que está atrás, entre o que está no alto e o que está embaixo. É a diplomacia, a comunicação e a capacidade de contornar os problemas. É a figura do palhaço com sua forma engraçada de ser, que enxuga a lágrima do rosto da criança colocando um sorriso em seu lugar. É a função dos "Doutores da Alegria", a possibilidade de desdramatizar as situações e encontrar diversão nos lugares menos prováveis.

Devemos dançar com as crianças, rolar no chão, contar piadas, dar boas gargalhadas.

Se o adulto não é capaz de descobrir essa possibilidade em seu corpo, a criança vai pouco a pouco se tornar rígida, dura e birrenta.

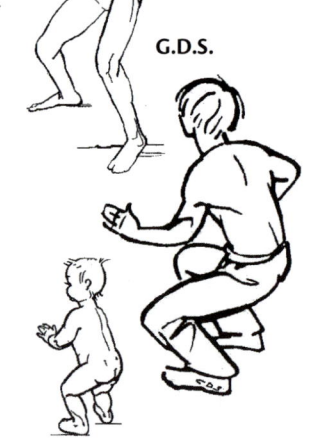

G.D.S.

---

1 Ritmo: nossa capacidade de nos adaptar às diferentes situações, o que é indispensável para vivermos e nos comunicarmos.

A DUPLA PA/AP

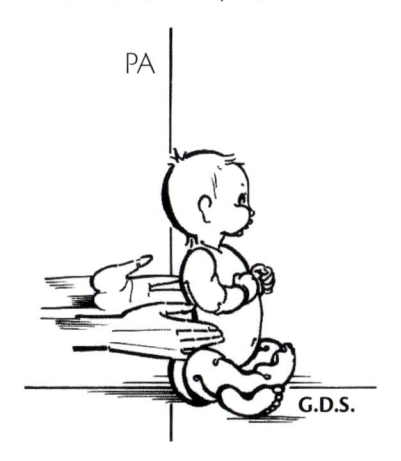 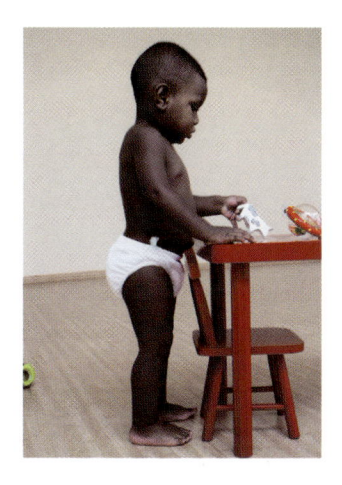 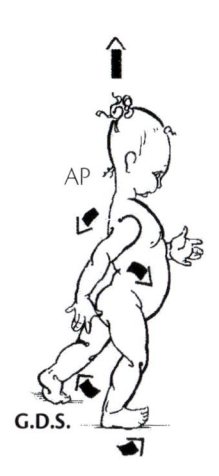

Essas duas letras do alfabeto do corpo encontram complementaridade em suas funções: tanto nas ações musculares como nas atitudes comportamentais.

PA e AP representam o equilibrista que consegue manter o eixo, seus ideais, a ética e, ao mesmo tempo, afastar a intransigência, a dureza e a rigidez. Todos nós carregamos na memória a lembrança da criança que fomos. Ao entrar em contato com nossos filhos e alunos, podemos reavivar essa lembrança e até fazer renascer a criança que fomos.

PL

Conforme vimos em capítulos anteriores, PL quer dizer Posterior Lateral e se refere ao grupo muscular situado na lateral da parte posterior do corpo, recobrindo principalmente pernas e braços, mas também o tronco.

Esses músculos se responsabilizam em especial pelos movimentos de rotação dos membros. PL gira as articulações para fora e realiza o trabalho de abrir o corpo, impulsionando-o para fora.

Nos planos comportamental e psíquico, falamos em extroversão e sociabilidade.

PL é dinâmica, parte facilmente para o movimento, para a comunicação com os outros, arriscando a tornar-se dispersa.

É a força que nos faz sair de casa, contatar os amigos, buscar informações, conhecer outros países, desejar aprender outras línguas. Uma criança sintonizada com esse tema vai se interessar por múltiplas atividades e preferir a diversidade ao aprofundamento em um só tema.

Vivida em excesso, essa atitude pode levar a criança a tal estado de agitação física e mental que ela não saberá parar.

AL

AL significa Anterior Lateral e concerne ao grupo muscular situado na lateral da parte anterior do corpo, recobrindo principalmente os braços e as pernas, bem como o tronco.

Esses músculos são responsáveis pela rotação interna das articulações.

AL roda as articulações para dentro, no movimento de fechar-se.

Nos planos comportamental e psíquico, falamos em introversão, em recolhimento e retenção.

O tema AL é o da proteção e do fechamento. É também o tema da timidez.

AL possibilita a análise das situações, o aprofundamento em determinado assunto, a organização do espaço e do tempo.

A criança em AL é discreta, gosta de colocar ordem nas coisas, agrupa seus brinquedos, gosta das miniaturas.

Pode ser uma atitude de defesa positiva, que protege a criança de situações perigosas.

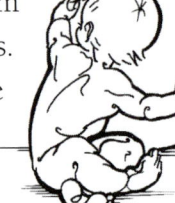

AL/PL

É IMPORTANTE OBSERVAR que não podemos julgar cada atividade como boa ou ruim. Vivemos em um país latino-americano no qual uma criança tímida certamente pode gerar preocupações, enquanto outra extrovertida será valorizada por seu comportamento expansivo. Uma criança extrovertida não é necessariamente uma criança equilibrada. A alternância entre as duas atitudes é o que buscamos oferecer aos pequenos. É essencial saber se proteger e se resguardar tanto quanto saber se colocar, se impor e se mostrar.

É importante respeitar o temperamento da criança. O que podemos fazer é ajudá-la na alternância.

Mais uma vez, recorremos à dança e ao movimento alternado e ritmado para equilibrar nossa expressão corporal e nosso comportamento.

Rodamos as mãos e os braços para dentro e para fora, seguindo o ritmo de alguma música. Depois, o mesmo com a perna e o pé: dentro e fora, dentro e fora. A criança nos imita.

Ao sentir mais conforto com o próprio corpo, sem dúvida nos sentiremos mais livres em nosso comportamento.

O mesmo vale para a criança.

G.D.S.

CONSIDERAÇÕES FINAIS

DESDE O INÍCIO DESTE LIVRO, meu objetivo tem sido estabelecer a comunicação entre o adulto e a criança por intermédio das linguagens do corpo.

Nós humanos somos seres de comunicação. Temos necessidade de expressar o que sentimos e de trocar com o meio e com os outros nossas opiniões e nossos pontos de vista.

Antes que as palavras possam representar sentimentos e idéias, o corpo será nosso instrumento de comunicação, facilitando ou dificultando o contato com o mundo.

É assim para a criança: inicialmente ela entende a comunicação corporal por meio dos comportamentos e atitudes; só mais tarde poderá descrever com palavras aquilo que viveu com o corpo.

A linguagem do corpo não conhece fronteiras, é universal. É capaz de aproximar opostos e romper as barreiras das diferenças.

Ao longo destas páginas, observamos a presença da pulsação e do movimento das células e dos tecidos, desde a concepção até a formação do embrião. Vimos também os movimentos do feto em suas primeiras semanas, enrolando-se e estendendo o tronco, antes mesmo de estar completamente formado.

Acompanhamos sua primeira grande travessia: deixando a posição e a condição de feto, partindo para o desconhecido, esticando e estendendo o corpo, ganhando o mundo.

Atentamos para a importância de acolher o corpo do bebê junto ao nosso, enrolado, aninhado, protegido; a relevância do olhar, do toque organizador, do contato, da relação afetiva.

Tratamos da diferenciação do bebê em relação à mãe, da importante presença do pai e da busca do bebê por explorar o mundo.

Vimos as posições de bem-estar, em agrupamento e enrolamento, e aquelas de mal-estar, em excesso de extensão.

Descrevi o amadurecimento e o desenvolvimento motor, passando por cada etapa e cada conquista até chegar ao andar e ao correr.

No decorrer desse percurso, encontramos um corpo que sabe dobrar-se sobre si mesmo em um movimento de retorno sobre o centro, ou abrir-se voltando seus sentidos para fora. Com isso, conhecemos duas expressões corporais opostas e complementares.

A primeira é aquela vivida no útero, em posição fetal, de flexão, que predominará nos primeiros meses de vida do bebê. É a posição que permite a ele centrar-se, reconhecer-se e finalmente existir em um corpo sobre o qual terá mais e mais controle.

A segunda é a da saída do útero, da partida, da expansão dos limites, do corpo esticado, voltado para fora, colocando o bebê em contato com o mundo externo.

No início, essas atitudes acontecem de forma reflexa, sem controle, podendo chegar a excessos – como nas posições de mal-estar. No entanto, pouco a pouco, a motricidade vai se tornando voluntária.

O corpo passa então a servir aos desejos, às motivações e necessidades da criança. É assim que verdadeiramente a linguagem se constrói.

Ao desejar participar da movimentação das pessoas em torno do berço, o bebê, com apenas alguns meses, levantará a cabeça do colchão utilizando-se dos músculos posteriores, dos músculos das costas e dos de trás do pescoço. É uma motivação que gera uma ação muscular, que por sua vez constrói uma atitude, um comportamento.

O mesmo acontecerá quando a criança quiser descobrir o que há de tão interessante na mesa em torno da qual os adultos estão sentados: ela estica o corpo, agarra as pernas do adulto, ergue-se e sobe na ponta dos pés para conseguir enxergar e saciar sua curiosidade.

No momento em que estiver cansada, precisando dormir, encontrar conforto e nutrir-se de descanso, seu corpo se aninhará no berço, desligando os sentidos daquilo que acontece fora, enrolando-se para que o sono possa acontecer.

É preciso garantir aos pequenos a alternância dessas atitudes: quando o corpo está bloqueado em uma só postura, extensão ou enrolamento, os desejos e as realizações da criança também ficam aprisionados.

A liberdade do corpo é fundamental para que nós adultos possamos reconhecer o temperamento de nossos filhos e alunos.

À medida que crescemos, nossos desejos e necessidades se transformam. O ser humano não é simples; ao contrário, é complexo desde o início. Pouco a pouco, a criança vai diferenciar suas ações e seus desejos, construindo com o adulto sua personalidade e seus gestos.

Os gestos serão infinitos, mas partirão de uma base, um alfabeto, até construir "palavras" e "frases".

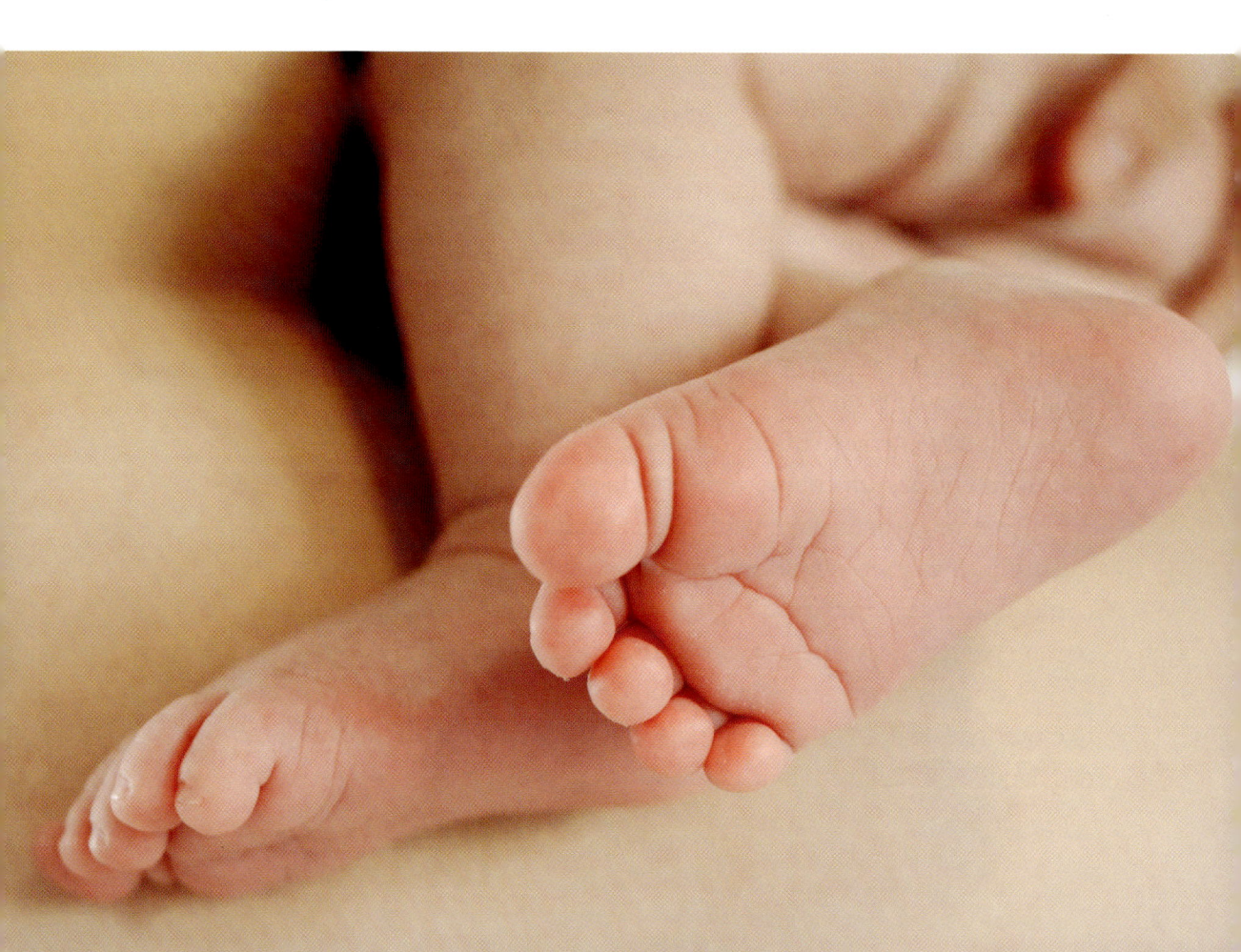

A HORA DE DEIXAR O NINHO
Godelieve Denys-Struyf

DO TEMA DA CONTENÇÃO, do acolhimento e do contorno (AM), passamos ao tema da necessidade de expandir os limites e encontrar a força para deixar o ninho (PM).

Não é o adulto que empurra a criança para fora do ninho, é a criança que faz força para romper a resistência oferecida pelos pais.

São os pais que devem opor a justa resistência. Se eles não oferecem essa resistência, a criança não terá nada contra o que "empurrar". Não poderá exercer sua ação de combate.

A figura da mãe é comumente relacionada ao símbolo da terra em sua qualidade de fecundidade. A mãe e a família representam, nesse primeiro momento da infância, "a terra do jardim", a terra fofa e receptiva que acolhe a semente e faz brotar a planta.

Em um segundo momento, a terra precisa encontrar outra qualidade, tornando-se dura. É a terra batida que faz o caminho da estrada da partida.

O viajante rompe os laços e, se viveu plenamente todo o amor do primeiro momento, poderá carregar consigo, em suas valises, esse sentimento.

Veremos nossas crianças rompendo as ligações e amarras que lhes deram proteção e acolhimento. Elas desejam crescer e romper os limites.

Nós adultos ensinamos aos pequenos a importância de expandir os limites, mas também, pela justa resistência, mostramos a eles até onde podem ir, respeitando os limites dos outros.

Entendemos que, no primeiro momento, devemos dar todo o amor, "mimar" os bebês, porém não sabemos muito bem como lidar com a criança quando ela cresce.

Normalmente, dizemos que, com a criança maior, precisamos impor regras e exercer nossa autoridade – mas que autoridade?

É certo que o processo de socialização, a ida para a escola, não existe sem regras. A criança terá de lidar com isso. Precisará entender rapidamente que seu perímetro de exploração e expansão crescerá até onde começar a liberdade do outro. A criança terá de aprender valores humanos como respeito, generosidade e cooperação.

O respeito é um valor que deve ser cultivado desde sempre (PA).

Na África, o respeito aos mais velhos é sagrado. É preciso dizer também que respeito se faz por merecer. O adulto não está autorizado a exercer o poder pelo poder, não está isento de mostrar-se como exemplo. Os mais velhos, na África, ganham respeito por se mostrarem sábios. Desejamos encontrar em nossas famílias verdadeiros vovôs e autênticas vovós.

A criança sente, reconhece e "fareja" o verdadeiro e o falso. Ela percebe os artifícios do poder e, por outro lado, a autenticidade da autoridade.

A verdadeira autoridade não suscita a rebelião, pois é justa.

BIBLIOGRAFIA

ABERASTURY, Arminda. *A criança e seus jogos*. 2. ed. Porto Alegre: Artmed, 1992.

ANZIEU, Didier. *O Eu-pele*. São Paulo: Casa do Psicólogo, 2000.

BÉZIERS, Marie-Madeleine; HUNSINGER, Yva. *J'apprends avec mon bébé: les gestes de la relation et du bien-être*. Paris: Césura Lyon, 1997.

_____. *O bebê e a coordenação motora: os gestos apropriados para lidar com a criança*. 3. ed. São Paulo: Summus, 1994.

BÉZIERS, Marie-Madeleine; PIRET, Suzanne. *A coordenação motora: aspecto mecânico da organização psicomotora do homem*. 3. ed. São Paulo: Summus, 1992.

COLE, Michael; COLE, Sheila. *O desenvolvimento da criança e do adolescente*. 4. ed. Porto Alegre: Artmed, 2003.

CORRÊA FILHO, Laurista *et al.* (orgs.). *Novos olhares sobre a gestação e a criança até os 3 anos: saúde perinatal, educação e desenvolvimento do bebê*. Brasília: LGE, 2002.

CUNHA, Iole da. "A revolução dos bebês". *Revista Psicanalítica*, Rio de Janeiro, v. II, n. 1, 2001.

DAMÁSIO, Antonio R. *O erro de Descartes: emoção, razão e o cérebro humano*. 2. ed. São Paulo: Companhia das Letras, 1996.

DENYS-STRUYF, Godelieve. *Cadeias musculares e articulares: o método G.D.S.* São Paulo: Summus, 1995.

_____. *Les carnets G.D.S.: accompagner nos enfants et préserver l'enfant en nous*. Bruxelas: Institut des Chaînes Musculaires et des Techniques G.D.S., 2001.

_____. *Les carnets G.D.S.: le perroquet, la gouvernante et les jumeaux*. Bruxelas: Institut des Chaînes Musculaires et des Techniques G.D.S., 1995.

_____. *Les chaînes musculaires et articulaires*. Bruxelas: Institut des Chaînes Musculaires et des Techniques G.D.S., 1987.

FONTANEL, Béatrice; D'HARCOURT, Claire. *Bébés du monde*. Paris: La Martinière, 2006.

HASELAGER, Willene Ferdinand Gerdus; GONZÁLES, Maria Eunica Quilici. *A identidade pessoal e a teoria da cognição situada e incorporada*. São Paulo: Cultura Acadêmica, 2003.

INSTITUT des Chaînes Musculaires et des Techniques G.D.S. *Cahiers des chaînes G.D.S.*, n. 1, 1985.

_____. *Cahiers des chaînes G.D.S.*, n. 2, 1986.

_____. *Fondements de la méthode des chaînes G.D.S.*, s/d.

_____. *Revue des chaînes G.D.S.*, 1984.

KONIG, Karl. *Os três primeiros anos da criança: a conquista do andar, do falar e do pensar e o desenvolvimento dos três sentidos superiores*. São Paulo: Antroposófica, 1985.

LENT, Roberto. *Cem bilhões de neurônios: conceitos fundamentais de neurociência*. São Paulo: Atheneu, 2005.

LETT, Didier; MOREL, Marie-France. *Une histoire de l'allaitement*. Paris: La Martinière, 2006.

OSBORNE, Elsie L. *et al. Seu bebê: orientação psicológica para os pais*. Rio de Janeiro: Imago, 1982.

PIRET, Suzanne. *Du programme inné du corps à la structuration psychomotrice de la personnalité*. Paris: Bibliothèque Nationale, 1975.

PIRET, Suzanne; BÉZIERS, Marie-Madeleine. *Educations de la coordination motrice*. 4º trimestre. Paris: Bibliothèque Nationale, 1971.

PROUSHAN, Cláudia. *Tibet: no coração do Himalaia*. São Paulo: Cláudia Proushan, 2001.

ROSENBLUTH, Dina *et al. Seu filho de dois anos*. Rio de Janeiro: Imago, 1978.

ROSENFIELD, Israel. *A invenção da memória*. Rio de Janeiro: Nova Fronteira, 1994.

SHEETS-JOHNSTONE, M. *The primacy of movement*. Amsterdã: John Benjamins, 1999.

SHORE, Rima. *Repensando o cérebro: novas visões sobre o desenvolvimento inicial do cérebro*. Porto Alegre: Mercado Aberto, 2000.

_____. *Rethinking the brain: new insights into early development*. Nova York: Families and Work Institute, 1997.

STEINER, Rudolf. *Andar, falar, pensar*. 4. ed. São Paulo: Antroposófica,1994.

www.gruposummus.com.br